LE
SANATORIUM D'ARGELÈS

PAR

Le Dr Ch. MAURICE-RAYNAUD

PARIS

G. STEINHEIL, ÉDITEUR

2, RUE CASIMIR-DELAVIGNE, 2

—

1901

LE
SANATORIUM D'ARGELÈS

HAVRE — IMPRIMERIE A. C. LEMALE — HAVRE

LE
SANATORIUM D'ARGELÈS

PAR

Le Dr Ch. MAURICE-RAYNAUD

PARIS

G. STEINHEIL, ÉDITEUR

2, RUE CASIMIR-DELAVIGNE, 2

1901

LES SANATORIUMS POPULAIRES ET LA MORTALITÉ TUBERCULEUSE EN FRANCE.

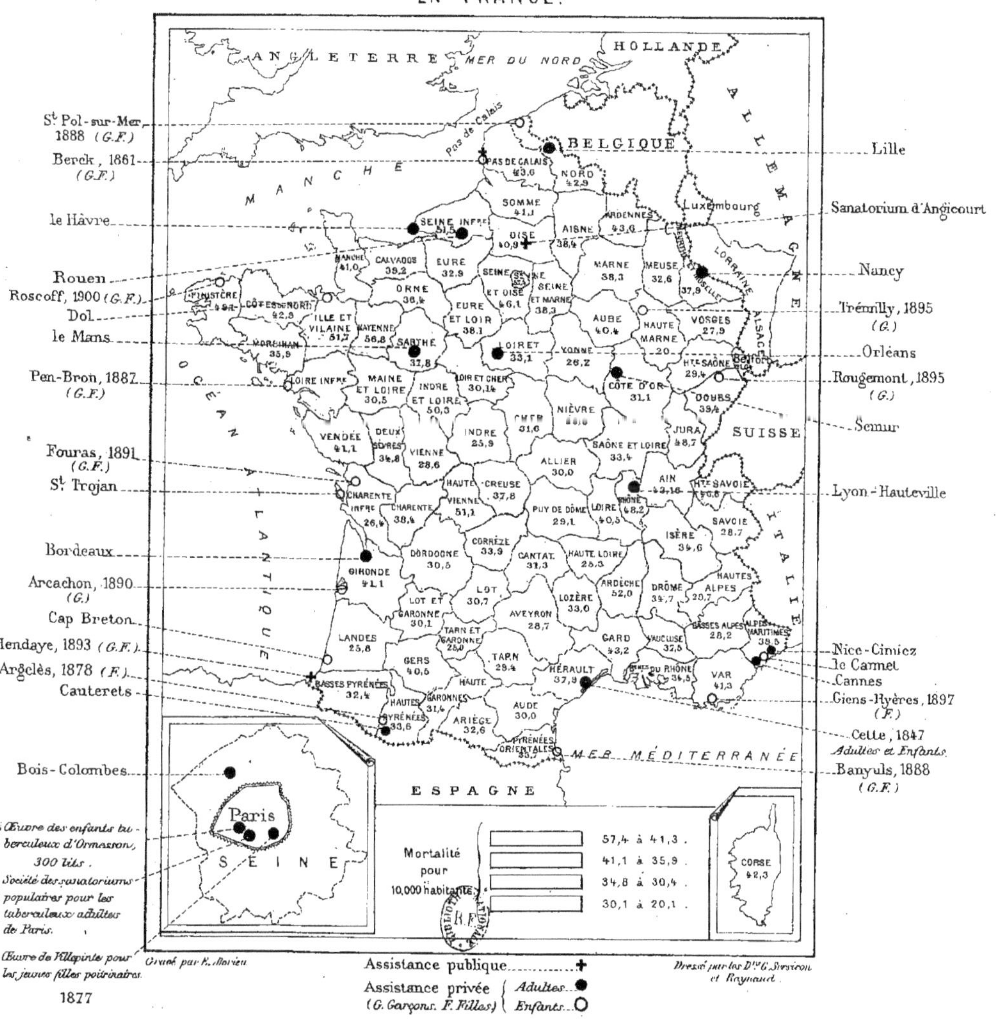

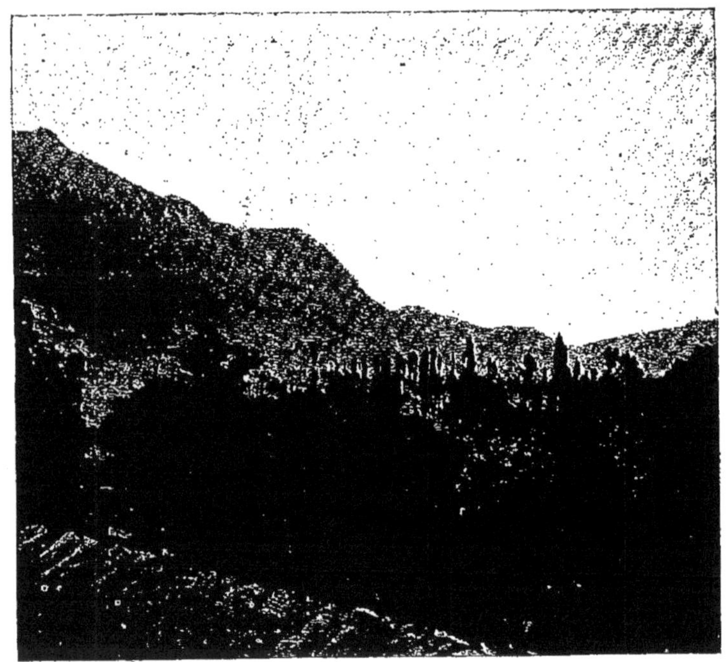

Vallée d'Argelès.

AVANT-PROPOS

Dans la lutte actuellement engagée contre la tuberculose, quel est le vœu de tous les médecins, de tous les
hommes de cœur ? N'est-ce pas d'appliquer les bienfaits
du sanatorium aux déshérités de la fortune ? Les efforts
tendront donc de plus en plus à faire du sanatorium une
œuvre à bon marché, d'une application facile.

Dès lors, la définition est simple : le mot sanatorium doit être pris dans un sens très large, car il sera probablement difficile pour un grand nombre de raisons (d'argent, de distance, de dispositions locales) de ne créer que des sanatoriums répondant à tous les desiderata de l'hygiène. Il faut donc entendre par Sanatoriums des établissements où se trouveraient réalisées, ne fût-ce qu'au minimum, les conditions indiquées par nous (1). C'est ce qu'avait compris dès 1873 le Dr Douillard, inspirateur du sanatorium d'Argelès. Dans les pages qui vont suivre, nous essaierons de montrer qu'avec des moyens très limités, on a mené à bien pendant vingt ans la première expérience de sanatorium à bon marché. Il n'est pas si nécessaire aux tuberculeux d'avoir un sanatorium-palais réunissant tous les raffinements du confort moderne et de l'asepsie idéale, que de les mettre en état de recouvrer leur rang social et de travailler. « Peu importe le luxe du local, peu importe la pénurie de l'ameublement, peu importe le petit nombre des admis ; imitons les Italiens ; ce qu'ils font à peu de frais, pourquoi ne le ferions-nous pas ? Leurs maisonnettes aussi bien que nos monuments sont des demeures de salut. » (Cazin, *Établissements maritimes italiens*.)

C'est pourquoi nous nous sommes décidé, après bien des hésitations, à appeler cette fondation un sanatorium.

Nous avons d'ailleurs suivi en cela la tradition de nos devanciers et les intentions des fondateurs. La conception du sanatorium populaire n'est pas une idée bien ancienne et nous ne devons pas nous étonner si elle a fait rapi-

(1) FAIVRE. *Œuvre antituberculeuse*, n° 1, 30 avril 1900.

dement de grands progrès, puisqu'elle répond à un besoin pressant.

Plusieurs fois nous appellerons les malades du sanatorium d'Argelès des hérédo-tuberculeuses. Ce mot, souvent employé par M. le professeur Landouzy, ne préjuge en rien du mode d'hérédité de la tuberculose. Assurément, ce mot évoque immédiatement celui d'hérédo-syphilis et l'hérédo-tuberculose n'a pas le caractère de fatalité immuable de l'hérédo-syphilis. Les stigmates de l'une et de l'autre ont été étudiés par M. Edm. Fournier dans sa thèse, nous n'y reviendrons pas ; mais ils se rapprochent assez les uns des autres pour permettre de désigner les deux affections par un nom analogue.

On pourrait peut-être faire une distinction entre la tuberculose toxique sans lésions spécifiques, mais avec déformations du nez, des lèvres, etc... et la tuberculose infectieuse, comme M. Fournier l'établit entre les deux syphilis héréditaires : toxique et infectieuse.

Toute la question de l'hérédité de la tuberculose a été magistralement traitée par Strauss (1). Nous ne voulons pas entrer dans des vues théoriques qui demanderaient des développements trop considérables pour un travail de ce genre.

Nous nous bornons à dire : s'il est un fait certain, universellement admis, c'est bien l'hérédité de la tuberculose.

Qu'on admette uniquement l'hérédité de terrain avec les auteurs les plus réservés (Arloing), ce qui est d'ailleurs

---

(1) STRAUSS. *La tuberculose et son bacille*. Paris, 1895. La bibliographie s'y trouve très complète.

le cas le plus fréquent, ou même l'hérédité de graine (cas les moins nombreux) avec M. le professeur Landouzy (1), le fait n'est pas niable.

Nous ne voulons pas non plus que ce soit le seul mode d'infection, puisque c'est un fait banal de rencontrer des malades qui n'ont aucune tare tuberculeuse dans leur famille. Ils contractent la tuberculose comme la fièvre typhoïde ou toute autre maladie contagieuse ou infectieuse ; ils sont légion, s'ils ne sont pas la majorité.

A côté de ces malades, nous dirons qu'il existe des hérédo-tuberculeux, des enfants qui portent en eux le cachet de la déchéance que leur ont transmise leurs parents. Ils pourront d'ailleurs, avec des soins convenables, ne jamais devenir phtisiques, ni même présenter aucune lésion de tuberculose pulmonaire. C'est ce qu'on appelle encore parfois des strumeux, des scrofuleux. Ils s'arrêtent souvent à la phase amygdalienne ou ganglionnaire.

Cette hérédité ne se révèle pas toujours par des symptômes, elle n'est pas fatale et il peut exister dans une famille des sujets, peut-être conçus au moment d'une poussée congestive du père ou de la mère et qui auront le facies hérédo-tuberculeux, alors que leurs frères et sœurs, conçus pendant une trêve, ne le présenteront pas. C'est pourquoi nous trouvons que l'analogie avec l'hérédosyphilis à manifestations tardives n'est pas sans quelque fondement.

Ces héréditaires naissent souvent bien constitués et ce n'est qu'au bout de quelque temps, au bout de cinq ou

____

(1) Dès 1880, BAUMGARTEN. *Ueber latente Tuberculose*, soutient la phtisie congénitale, la tuberculose du fœtus.

six ans, que leur tare apparaît ; nous en montrerons plusieurs exemples bien nets dans nos observations. Nous avons observé plusieurs cas de la seconde catégorie, celle des enfants contagionnés dans l'enfance, de ces faits actuellement bien connus de la contagion du nouveau-né par ses parents, frères, sœurs plus âgés, ou par des bacilles provenant des poussières, de l'alimentation, du lait par exemple, puisque l'alimentation au biberon est si souvent mal pratiquée dans les milieux ouvriers. Quoi qu'il en soit, « la guérison de la tuberculose pulmonaire se rencontre aussi bien dans la phtisie héréditaire que dans la phtisie acquise » (Leudet).

Il y a donc deux grandes classes parmi nos malades : les héréditaires et les contagionnées. Comment guérissent-elles ? Comment deviennent-elles des femmes fortes et de bonnes ouvrières ? En devenant des villageoises, des rurales. C'est là l'originalité de cette œuvre, que dès 1873 le Dr Douillard a entrevu la possibilité de guérir des tuberculeuses, sans traitement, ou avec un traitement médical insignifiant, uniquement par l'adaptation à une vie nouvelle, la vie agricole comprise d'une certaine manière. Ces vérités qui paraissent aujourd'hui si évidentes, presque banales tant la question a fait de progrès, n'étaient pas alors monnaie courante. Il suffit de se reporter aux ouvrages publiés à cette époque, d'abord par Ferrand dans ses leçons cliniques sur la phtisie et ensuite par Cazin, mais à un point de vue un peu différent, puisqu'il s'occupe exclusivement des qualités du climat marin pour les scrofuleux.

Depuis que la scrofule est rattachée nettement à la tuberculose, nous serons autorisé à en parler ici : plusieurs de nos malades étaient des scrofuleuses, quel que soit le sens qu'on attache à ce mot.

Beaucoup des points que nous allons passer en revue sont actuellement admis sans conteste, mais nos exemples montreront que, par une autre voie, nous sommes arrivés à des conclusions pratiques qui ont fait le succès de l'œuvre.

Dans une monographie de ce genre, il n'est aucun détail qui n'ait son intérêt, parce que chacun indique l'évolution qu'a subie l'idée de sanatorium, étudiée dans un champ restreint. Ils ont la valeur des faits vécus et par là même peuvent plus contribuer à enrichir notre expérience que de vastes statistiques (1).

Pour modeste que soit notre œuvre, nous espérons qu'elle ne sera pas inutile. Tout au moins, elle contribuera à honorer la mémoire des hommes de bien qui l'ont inspirée et fondée.

« Quelque limités que soient les résultats, dit Ferrand, quant à leur chiffre, ils me paraissent assez significatifs et assez satisfaisants pour intéresser l'Académie de médecine, dont la bienveillance est acquise d'avance à qui lui apporte des faits nouveaux, recueillis avec conscience et lui soumet une expérimentation régulière, et qui, par surcroît, promet d'être aussi féconde dans ses déductions pratiques qu'elle est innocente et même bienfaisante dans ses procédés. »

Voici le plan que nous avons adopté pour mettre de l'ordre dans cette étude : nous avons placé en tête de cet ouvrage la carte de France de M. le professeur Brouardel,

---

(1) « L'assimilation la plus parfaite des documents écrits ne peut suppléer ici les précieux enseignements issus de l'examen personnel. » (JACCOUD.)

communiquée par M. Sersiron. Mieux qu'un long commentaire, elle montre et l'étendue du mal et l'immensité de l'œuvre à entreprendre. Nous y avons ajouté l'indication de tous les sanatoriums, tels que les comprend notre définition. Nous nous sommes attaché spécialement aux œuvres pour les enfants. Nous n'avons pas écarté quelques œuvres payantes, à condition qu'elles soient abordables aux petites bourses, puisque c'est dans ce milieu moyen qu'est le grand foyer endémique de la tuberculose. Elles pourront servir de termes de comparaison avec l'œuvre d'Argelès. Nous n'avons pas d'ailleurs la prétention de les passer toutes en revue. Un ouvrage comme celui de Knopf n'y suffirait pas. Nous voudrions espérer qu'il en existe encore davantage bien qu'ignorées. Nous demandons ici pardon à ces maisons sœurs, des oublis involontaires qui se seraient glissés dans notre travail.

Nous n'avons pas eu l'intention de faire un répertoire complet, une sorte de guide avec toutes les indications et renseignements utiles. Nous ne croyons pourtant pas qu'il existe rien d'analogue. Nous écartons aussi de notre cadre les sanatoriums ouverts aux seuls riches, qui sont cependant bien intéressants, mais ils ne peuvent en aucune manière nous servir de modèle.

Dans un premier chapitre, nous assistons à la genèse de l'œuvre, aux études qui ont précédé sa fondation, ce qui nous donne l'occasion de discuter quelques questions de climatologie et de géographie médicale. Dans un coup d'œil rétrospectif, nous verrons l'importance qu'on y attachait il y a vingt ans en phtisiothérapie. A l'époque actuelle, on tient beaucoup plus compte de la cure elle-même que du climat où elle s'effectue. Les Allemands prétendent même qu'on peut faire la cure partout, pourvu qu'on se mette dans certaines conditions.

Récemment en Angleterre, David Sommerville a montré les succès qu'on peut obtenir à Londres même. (*The Lancet*, 8 juillet 1899.)

Dans le deuxième chapitre, nous faisons la description du local affecté à la cure. Nous faisons connaître la maison et le jardin potager qui joue un rôle si important dans la résurrection de ces pauvres petites Parisiennes, dont une bonne partie seraient allées mourir lamentablement dans les hôpitaux.

Dans le chapitre III, nous montrons comment on procède au recrutement des malades. Nous essaierons de bien montrer que c'est pour étudier l'hérédité de la tuberculose et son traitement que l'œuvre a été fondée, ce qui explique les conditions un peu strictes des admissions. On insiste autant que possible pour qu'un des parents soit mort phtisique et qu'elles-mêmes soient atteintes de tuberculose. Nous verrons que ce n'est pas toujours la tuberculose pulmonaire confirmée, mais souvent la forme amygdalienne et cervicale.

Dans le chapitre IV, nous suivrons la vie de quelques enfants prises comme types et nous assisterons à l'évolution de leur guérison et de leur croissance. Un certain nombre de cas sont parfaitement superposables et permettent de généraliser dans une certaine mesure.

Le chapitre V a été fort difficile à documenter ; c'est la partie qui nous paraît la plus intéressante. Il expose les résultats éloignés de ce séjour bienfaisant. Nous nous sommes attaché à revoir d'anciennes pensionnaires sorties depuis plus ou moins longtemps, parfois dix ans, ou du moins à nous enquérir de leur état de santé actuelle, de leur vie, de leur capacité de travail. Ces résultats sont très satisfaisants.

Nous demandons qu'il nous soit permis, au cours de cette étude, d'émettre des vœux qui nous semblent assez pratiques pour l'avenir de la lutte contre le grand écueil des civilisations modernes : la tuberculose.

Nous adressons nos remercîments à notre ami J. Ferrand, Interne des hôpitaux, qui a bien voulu mettre à notre disposition les documents laissés par son père si regretté. Nous remercions aussi tous ceux qui nous ont aidé de leurs conseils et surtout les membres actuels du Comité qui nous ont interdit de les nommer, « parce que le Dr Douillard était ennemi de tout ce qui ressemblait à de la réclame ».

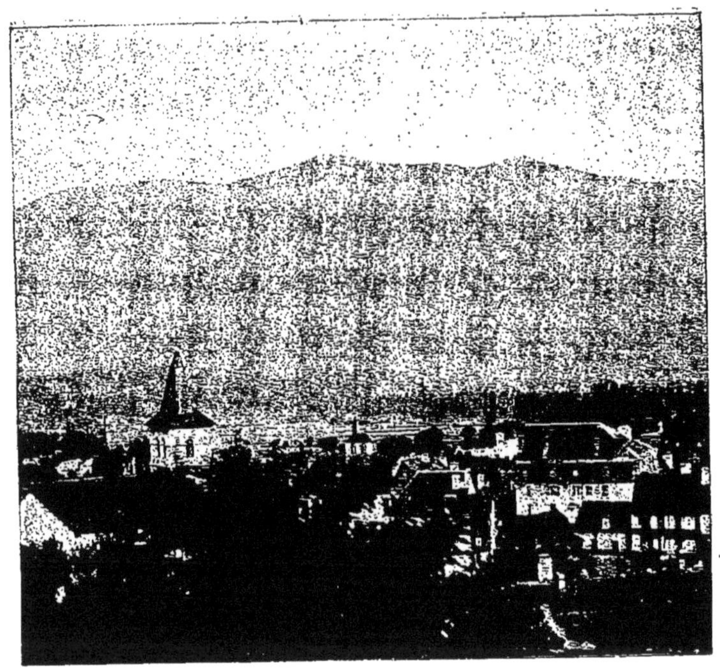

Ville d'Argelès, vue prise du Sanatorium.

CHAPITRE PREMIER

Historique de la fondation du Sanatorium d'Argelès.

Nous suivrons comme guide dans toute cette étude la communication de feu M. Ferrand *à l'Académie de médecine*, dans sa séance du 15 novembre 1885, seul mémoire qui ait paru sur la question.

Jetons d'abord un rapide coup d'œil sur la carte de France. Nous voyons qu'à l'époque où commence cet historique (1873), il n'existait presque aucun des établissements que nous sommes si heureux d'y voir figurer aujourd'hui (1).

Comme on l'a constaté au Congrès de Berlin, c'est l'Allemagne qui a ouvert les premiers sanatoriums pour adultes pauvres, mais elle n'avait encore rien fait pour les enfants. C'est ce qu'ont répondu MM. Brouardel, Grancher, Landouzy à nos confrères allemands, quand ceux-ci semblaient nous faire un reproche de notre inaction, et c'est avec un bien légitime orgueil qu'ils leur montrèrent nos œuvres françaises d'Ormesson, d'Arcachon, de Berck, des hôpitaux marins, etc. Il existait dès ce moment, en France, autant d'œuvres pour les enfants tuberculeux que dans tous les autres pays réunis.

Donnons quelques dates. Nous voyons que l'œuvre de Villepinte, probablement la plus ancienne œuvre française, n'a été fondée qu'en 1877 à Livry et en 1881 à Villepinte.

Avant elle, existaient en Angleterre plusieurs hôpitaux pour l'isolement des phtisiques, mais qui n'avaient pas, au moins au début, les moyens de les guérir. C'étaient plutôt des asiles où ils venaient mourir en paix et sans danger pour la société. Le plus ancien a été fondé en 1814 (2). Le deuxième, qui est devenu un sanatorium, est celui d'Undercliff, dans l'île de Wight (1876). Puis nous trouvons dans Knopf, celui de Saranac-Lake, aux États-Unis (1880). En 1885, s'ouvre Ruppertsheim. En 1888,

______

(1) Voir pour la bibliographie de ce chapitre la thèse de G. SERSIRON.
(2) Margate ne peut être considéré dès 1796 comme un sanatorium.

Ormesson avec 22 lits. En 1890, s'établit à Cologne une société dans le même but. Nous ne parlons pas des sanatoriums qui se sont ouverts en Allemagne, pour les riches, mais ils ne sont pas bien vieux non plus (Falkenstein date de 1877).

Le Dr Armaingaud a ouvert, en 1890, Arcachon, mais non pour les tuberculeux ; on n'y reçoit que les *candidats* à la tuberculose.

L'établissement de Cette, ouvert en 1847, ne s'adressait aussi en principe qu'aux scrofuleux (1).

Nous ne devons pas nous étonner en conséquence, si l'idée de la curabilité de la tuberculose n'est pas encore une idée populaire, puisque la seule ressource qu'eussent alors les tuberculeux pauvres, adultes et enfants, était de venir dans nos hôpitaux urbains ; et l'on sait que c'est surtout, actuellement encore, pour y mourir (2). En tout cas, le bénéfice qu'en retirent les malades était bien minime et bien passager, eu égard aux dépenses énormes qu'y fait l'Assistance publique. Il suffit de visiter l'hôpital des Enfants-Malades, la Pitié ou l'Hôtel-Dieu annexe, sans parler de Laënnec, etc., pour voir qu'il n'en peut être autrement.

Au moment où nous écrivons, les crachoirs hygiéniques n'ont pas fait leur apparition dans tous les hôpitaux, ni même à l'École de médecine de Paris ! Nous ne disons pas cela pour dénigrer les administrations. Leurs procédés sont lents, mais elles font du bien aussi. Seulement, elles

---

(1) L'énumération des hôpitaux maritimes existant en 1885, est faite dans Cazin qui donne la chronologie de leur fondation, tant en France qu'à l'étranger.

(2) Ils y meurent tous (GRANCHER).

nous permettront d'être indulgents pour nos devanciers et de ne pas être trop pointilleux sur leur manière de comprendre l'hygiène. Il est regrettable de constater les progrès qu'on a laissé faire au mal, alors qu'il était possible, sinon facile, de le couper dans sa racine, c'est-à-dire chez les enfants.

Je m'explique : il y a quelques années, on a couvert la France d'écoles, véritables palais pour lesquels le gouvernement a dépensé des sommes fantastiques, sans que d'ailleurs le niveau de l'instruction en ait été beaucoup relevé. Eh bien ! n'aurait-il pas pu faire des écoles un peu moins somptueuses et créer de modestes sanatoriums de village ? La France y aurait beaucoup gagné. Ce que l'État n'a pas fait, quelques particuliers l'ont essayé, et leur exemple a gagné de proche en proche.

« Il y a tantôt dix ans, écrit Ferrand en 1885, un de nos regrettés collègues, le Dr Douillard, ancien interne des hôpitaux, léguait, en mourant, à sa pieuse compagne cette pensée, que la vallée d'Argelès conviendrait admirablement à l'établissement d'un sanatorium où l'on recueillerait des enfants de parents morts de phtisie pulmonaire, et marqués eux-mêmes du sceau de la terrible maladie. »

Voilà l'idée directrice clairement exprimée, voilà déjà énoncé le principe qui préside au recrutement des enfants. A partir de ce moment, on peut dire que l'assistance privée avait commencé son œuvre.

Le désir de réaliser cette bonne pensée fit naître quelques projets. La ville d'Argelès (1) en ayant eu connais-

(1) Il faut féliciter en passant la ville d'Argelès de sa bienveillance ; ils sont rares, les sanatoriums qui peuvent se vanter d'avoir été encouragés par les

sance, fit offrir à l'œuvre naissante une propriété, dont elle venait d'hériter, à des conditions peu onéreuses, à charge d'y installer une bonne œuvre.

Une société civile fut formée et composée en grande majorité de médecins des hôpitaux de Paris ; le domaine fut acquis, non sans beaucoup de formalités et, dès l'année 1878, quelques enfants pouvaient y être installées, sous la surveillance et la direction des Sœurs de Saint-André, déjà directrices de l'école du pays.

« Laissez-moi vous dire, Messieurs, que cette société civile comprenait alors les noms, entre autres, de deux de vos regrettés collègues : M. le Dr Maurice Raynaud, M. le Dr Woillez. Elle comprend aujourd'hui ceux de M. Moissenet, médecin honoraire de l'Hôtel-Dieu, de votre très honoré président, M. le Dr Bergeron, de M. le Dr Barthez, de MM. Bucquoy, Desormeaux, Gingeot et Ferrand, médecins des hôpitaux, de M. Douillard, architecte, et de M. Bournat, avocat. »

Cette pensée, d'ailleurs, répondait à un besoin réel et pressant : l'encombrement de nos hôpitaux par les phtisiques est un mal bien connu et qui ne peut que s'aggraver. Loin de suffire aux mesures préventives qu'il faudrait prendre pour écarter de nous la tuberculose, l'administration est impuissante à traiter les phtisies plus ou moins confirmées. Elle a dû écarter ou ajourner l'exécution des projets qu'elle avait mis à l'étude sur ce sujet : tels que le traitement des malades à domicile, leur transport dans les

---

populations. J'en appelle au Dr Léon Petit, à l'œuvre de Villepinte, au sanatorium Alland, en Autriche, etc... qui ont subi tant de difficultés de la part des autorités locales et des habitants.

hôpitaux des villes du Midi qui pourraient les recevoir, la création d'asiles spéciaux, etc.

Ces quelques phrases montrent bien quelles étaient les préoccupations des esprits clairvoyants.

On choisit donc avec soin une localité dans le Midi, circonstance qui était alors considérée comme une condition absolue de succès. Il fallait que l'endroit choisi fût à l'abri du vent dominant et que la température fût aussi constante que possible. Toutes les entreprises contemporaines ne furent pas d'ailleurs inspirées exactement par les mêmes idées, et sur cette nécessité du Midi, et sur celle d'un calme au moins relatif.

Ainsi les fondateurs de Villepinte ne se préoccupèrent que de trouver une campagne saine, loin d'un centre industriel, sans tenir compte du vent qui souffle sur cette vaste plaine de la région parisienne.

Lorsqu'on fit progressivement les nouveaux bâtiments, on remédia comme on put à ce défaut d'abri contre le vent, de manière à l'endiguer par les constructions mêmes. C'est, en somme, ce qu'ont fait les Lyonnais dans leur tout récent sanatorium d'Hauteville qui n'était pas abrité naturellement. Pourvu que les malades soient protégés, il importe assez peu en somme, on l'a constaté depuis, qu'ils le soient par une montagne, par une forêt ou par des murs. A Arcachon, à Grabowsée, l'écran est formé par des arbres résineux. Il est excellent; mais on ne peut créer partout des conditions analogues; le génie des fondateurs est donc de savoir profiter des terrains qu'ils rencontrent.

« L'œuvre que nous avons tentée ne l'a pas été sans

étude préalable ; ses fondateurs ont voulu qu'elle gardât ce double caractère d'être à la fois une œuvre de bienfaisance charitable et une expérience conduite aussi scientifiquement que possible.

« Dans ce but, avant l'ouverture de l'orphelinat, un petit observatoire météorologique fut installé par nos soins à Argelès et confié à M. le directeur du collège de cette ville. Le concours des ecclésiastiques qui dirigent cette institution fut aussi précieux que méritoire ; c'est à eux que nous devons un grand nombre des renseignements qui vont suivre. »

Résumé thermométrique. (Ferrand.)

Tableau I

ANNÉES	MAX.	MIN.	MOY. MAX.	MOY. MIN.	MOY. TOTALE
1878, Décembre....	18º	— 6º	9º	+1º,75	5º,3
1879, Janvier.......	17º	— 2º	12º,4	+3º,7	8º
Février......	15º	+ 1º	9º,4	+4º,5	7º
1882, Mars........	24º	+ 1º	17º,5	+4º,7	11º
Avril........	27º	+ 1º	17º,5	+5º,1	11º,3
1883, Novembre....	20º	— 1º	15º,7	+5º,2	10º,5
Décembre....	18º	— 11º	9º	—1º,8	4º,5
1884, Janvier......	18º	— 5º	12º,5	+1º,3	7º
Février......	27º	— 1º	18º,3	+3º,8	11º
1885, Janvier......	18º	— 12º	10º	—1º,7	4º,5
Février......	20º	+ 3º	15º	+6º	10º,5
Mars........	20º	0º	13º	+3º,6	8º,5
Avril........	20º	— 1º	12º	+2º,5	7º,3

Quant aux observations barométriques, on s'est contenté de vérifier que les variations étaient graduelles et peu étendues, oscillant autour de 759 millim., et l'on ne crut pas que l'exposé de leurs chiffres eût un grand intérêt au point de vue médical pur : « Ces données avaient d'ailleurs, pour le but que nous nous proposions, beaucoup moins d'importance que les précédentes » (Ferrand).

On voit par le tableau thermométrique que les moyennes totales des mois d'hiver ont oscillé entre $4°,5$ et $11°,3$, ce qui n'est pas une bien forte oscillation.

En décembre, la température a eu pour écart $+ 18°$ et $— 10°$, mais la moyenne y fut de $4°,5$ à $8°$. En février, avec des écarts de $27°$ à $— 1°$, on relève des moyennes variant entre $7°$ et $11°$. En mars, les écarts ont été de $24°$ et de $0°$, et les moyennes oscillèrent entre $7°$ et $11°$. En avril, écarts de $27°$ à $— 1°$, et moyennes de $7°,3$ à $11°,3$. Il y a cependant de grandes oscillations diurnes ; mais ces oscillations sont très graduelles et Argelès n'a rien à redouter de la comparaison avec un grand nombre de stations d'hiver : la moyenne thermométrique est un peu plus basse qu'à Nice et à Amélie-les-Bains ; mais les oscillations nychthémérales sont moins considérables.

Cette moyenne étant supérieure de 3 à $5°$ à celle de Montreux, la situation est comparable à celle de Bex, quoique un peu plus chaude.

Mais on ne se contenta pas d'études météorologiques à Argelès même et l'on fit des recherches comparatives avec divers points similaires par leur température ou leur altitude en France et même en Suisse, pays qui avait alors le monopole des cures dites d'altitude dans « ses singuliers sanatoriums (1) ». On a voulu faire bénéficier les pauvres de ces deux médicaments de luxe (Fonssagrives), le Midi

(1) FERRAND. Le sanatorium et la phtisie. *Union médicale*, 1879. Le lecteur y trouvera résumé l'état de la question en 1879.

et les eaux thermales, et de ce séjour de grand luxe ouvert alors seulement à Davos et à Gœbersdorf : le sanatorium.

Les fondateurs cherchèrent donc ce qui ressemblait le plus à ces lieux très en vogue. On ignorait alors qu'un sanatorium pût vivre partout où il y aurait un abri, un sol perméable et pas de centre de population.

Après avoir rejeté le massif central de la France, Auvergne et Cévennes, plateaux trop élevés et pas assez abrités, ils hésitèrent entre les Alpes et les Pyrénées. Dans les Alpes on nota Bex, plus froid de 3° qu'Argelès, moins abrité du côté du nord ; Montreux (altitude, 375 mèt.), Bonneval (Maurienne), trop élevé avec ses 1,798 mèt. ; Saint-Jean-de-Maurienne laissait à désirer sous certains rapports.

Dans les Pyrénées-Orientales, un endroit célèbre, Amélie-les-Bains (279 mèt. d'altitude), est entouré d'un cercle de montagnes dont les brèches sont trop nombreuses ; le vent qu'elles laissent passer est trop sec, le climat trop âpre.

On avait exclu le bord de la mer, peut-être par suite d'idées théoriques (1), bien que la plupart des sanatoriums d'enfants y soient établis. On voulait une station moyenne ni trop excitante, ni trop peu. Le voisinage immédiat de la mer n'est pas bon pour tous les tuberculeux pulmonaires. Il n'est en tout cas nullement nécessaire. Nous verrons qu'on n'eut pas à le regretter dans la pratique.

On fit même plus ; quelques-unes des enfants (obs. I, II, III, IV, V, XVIII) furent envoyées à Cambo (altitude, 62^{m}) qui ne jouissait pas encore de la célébrité qu'il a acquise,

(1) Comme Ferrand, Bergeron n'envoyait pas les phtisies au début au bord de la mer, à cause de la différence d'évolution entre le tubercule ganglionnaire et le tubercule viscéral. (BERGERON. *Traitement et prophylaxie de la scrofule*, 1868.)

à bon droit, dans ces derniers temps ; mais soit pour des raisons d'installation, soit à cause du vent du nord qui suit le couloir creusé par la Nive, les résultats ne parurent pas encourageants et ces jeunes filles revinrent à Argelès. Là encore, on voit que les idées ont évolué.

Le climat joue donc un certain rôle dans la cure de la tuberculose et nul ne peut nier qu'un traitement dont la base principale est l'aération continue, ne soit plus facilement réalisé dans un pays où le temps est beau et lumineux durant une grande partie de l'année, comme est le midi de la France, que dans les plaines glacées et brumeuses de l'Allemagne du Nord.

Nos confrères d'outre-Rhin font preuve d'une grande énergie en tirant, malgré tous les obstacles, un bon parti de leur climat et nous devons les applaudir de tenter la cure même avec succès.

Mais s'ils avaient notre climat, que n'obtiendraient-ils pas avec leur discipline de fer ?

Nous allons voir qu'on n'avait, au moment de la fondation du sanatorium Douillard, nullement l'idée qu'il fallût un régime méthodique. On disait : La phtisie est une (depuis les travaux de M. Grancher), mais les phtisiques sont multiples ; on ne pouvait songer à appliquer à tous le même traitement. Ici, on s'attaque surtout à la phtisie scrofuleuse (1).

Bien que nous voulions nous abstenir de toutes les vues purement théoriques qui sont bien traitées dans plusieurs ouvrages et notamment dans celui de Knopf, il ne sera

---

(1) Les Hautes-Pyrénées occupent le 72e rang parmi les départements classés d'après le degré de fréquence de la scrofule (CAZIN, tableau, p. 54).

peut-être pas inutile de jeter un coup d'œil d'ensemble sur les diverses conditions que doit réunir le site propice à un sanatorium tel que nous l'entendons, puisque, somme toute, c'est par des recherches climatologiques analogues que les fondateurs débutèrent dans leur œuvre. On verra plus loin que sans attacher la même importance que nos devanciers au climat, nous ne partageons pas non plus les idées des Allemands à ce point de vue.

Nous dirons avec M. Vidal, d'Hyères : Quoique la question climatologique, dans la lutte contre la tuberculose pulmonaire, ait été déjà éloquemment traitée par MM. les professeurs Brouardel, Grancher et Landouzy au Congrès de Berlin, ainsi que par MM. Huchard, Letulle et Thoinot, nous voulons aussi élever nos plus énergiques protestations contre les prétentions d'une école qui voudrait proclamer l'inutilité des stations hivernales de l'Océan, de la Méditerranée ou du continent. Nous admettons volontiers *que l'on peut respirer* partout de l'air pur; nous voulons même tirer de cette vérité une conclusion pratique; nous admettons aussi que l'application rigoureuse des mesures hygiéniques ainsi qu'un traitement approprié peuvent aider le médecin dans son œuvre; ce sont là des conditions générales que l'on peut trouver dans le Nord comme dans le Midi; mais qu'on ne demande pas à notre bon sens de considérer désormais comme inutile la cure hivernale, dans un climat tempéré qui permet aux malades atteints de tuberculose pulmonaire de respirer en plein soleil l'air marin (nous ajoutons : l'air pur des montagnes) et de jouir de toutes les splendeurs de la nature. Le facteur moral est fort important (Le Gendre) et la vie dans une belle vallée est par elle-même un réconfort.

Les stations hivernales de la France forment deux groupes distincts : au sud-est, la Riviera française; au sud-ouest, les stations des côtes, Biarritz, Arcachon, etc...; de plaine : Dax; de montagne, Argelès.

Si l'identité de latitude entraînait l'identité de température, Dax et Nice auraient un climat également chaud, tandis qu'Argelès, assis exactement sur le 43e parallèle, jouirait d'une température supérieure à celle des localités les plus méridionales du littoral méditerranéen. Pour plusieurs raisons, il n'en est pas ainsi : et d'abord, l'altitude au-dessus du niveau de la mer. La température s'abaisse en moyenne de 1° par 180 mètres de hauteur, d'où il suit qu'Argelès par exemple étant à 466 mètres, a évidemment une température moyenne inférieure de deux degrés et demi à celle que sa latitude semblerait comporter.

D'autres éléments entrent en jeu : le voisinage de la mer, l'action des vents, la configuration topographique de la station.

Le voisinage de l'Océan a la propriété d'égaliser les températures.

L'influence des vents dominants est souvent assez forte pour caractériser un climat : courants océaniens donnant au climat girondin sa douceur humide ; mistral desséchant la vallée du Rhône.

Le relief du sol arrête la violence du vent et forme des abris naturels, fermés aux rigueurs hivernales. C'est même cette heureuse circonstance qui permet l'installation d'un sanatorium partout où il y aura une colline suffisante et convenablement orientée pour le protéger. La montagne est le paravent du sanatorium.

Les cours d'eau, les forêts, etc., influent dans une certaine mesure sur le climat d'une région ou d'une localité. Les forêts abaissent la température de l'été et font paraître l'hiver moins rigoureux, puisqu'elles emprisonnent une grande quantité d'air. Les marins qui ont fait l'expédition de la Baltique disent que l'on supportait très bien 20° de froid à condition qu'il n'y eût pas de vent.

Laissant de côté le littoral méditerranéen qui n'est pas de notre sujet, nous passons rapidement à l'étude de la région du sud-ouest (1).

Une différence géographique importante saute aux yeux dès qu'on veut comparer les deux régions : tandis que les contreforts des Alpes protègent au nord la côte méditerranéenne, c'est au midi que se dresse la chaîne puissante des Pyrénées.

La sécheresse du sol et de l'air est inconnue dans le sud-ouest, et cet état d'humidité de l'atmosphère est maintenu à une température relativement élevée par une influence spéciale, celle du Gulf-Stream. D'après Maury, « la quantité de chaleur que le Gulf-Stream répand sur l'Atlantique dans une seule journée d'hiver suffirait pour élever toute la masse d'air atmosphérique qui couvre la France et la Grande-Bretagne du point de congélation à la chaleur de l'été ».

C'est grâce à l'influence du Gulf-Stream qu'à Brest les camélias fleurissent en pleine terre et qu'à Roscoff, sur la

(1) Nous avons fait, pour ce chapitre, de nombreux emprunts au travail de M. GANDY, *Les deux Midi français*, mis par lui à notre disposition.

côte bretonne, prospèrent et fructifient de magnifiques plantations de figuiers.

Nous ne voudrions pas exagérer l'influence de la branche descendante du Rennel, courant issu du Gulf-Stream ; mais d'après ce qu'on vient de lire, il n'est pas étonnant de voir s'acclimater dans notre sud-ouest de nombreux végétaux provenant de régions voisines du tropique. C'est ainsi qu'on peut voir à côté du sapin des Pyrénées, du chêne-liège et du pin maritime des bords de l'Océan, des sequoias, des araucarias, des chamerops, des magnolias, des bambous, des yuccas, des aloès, des eucalyptus et autres arbustes d'origine méridionale « dont on n'a pas su tirer encore tout le parti désirable pour donner au littoral océanien l'aspect d'une nature vivace et verdoyante en hiver » (HENRI LÉON) (1).

Le double voisinage de la haute montagne et de l'Océan rend naturellement les pluies abondantes : de 586 à 820 millimètres et de 130 à 150 jours de pluie (Gigot-Suard, E. Reclus), suivant les localités. L'humidité relative est généralement supérieure à 70.

La vapeur d'eau contenue dans l'air joue un rôle considérable dans le climat girondin, adourien et pyrénéen. « Même à l'état invisible, elle fait à la terre un manteau protecteur qui la met à l'abri des grandes oscillations thermiques » (LALESQUE), à plus forte raison quand ces vapeurs se condensent en brume et en nuages.

Lalesque remarque également, et nous avons pu contrôler cette observation, que la pluie est plus fréquente pendant

(1) *Congrès de climatologie de Biarritz*, 1886.

la nuit, fait particulièrement favorable pour une région où doivent séjourner des malades.

En effet, pendant les belles heures de la journée, ils peuvent sortir et se promener, notamment de 10 heures du matin à 2 heures de l'après-midi. La pluie nocturne les préserve des grandes oscillations de température. Sans cette particularité, les 150 jours de pluie annuels leur paraîtraient bien longs !

Les jours sereins sont bien moins nombreux que sur la côte d'azur ; mais aussi le rayonnement est moindre et les changements de température sont moins brusques et, par suite, moins redoutables.

Le ciel du sud-ouest a un aspect moins lumineux et moins brillant que le ciel provençal ; et de même que les transitions s'y font graduellement, « de même les tons des couleurs se fondent insensiblement et ne présentent jamais la crudité vive de la palette orientale » (Hameau).

Le bleu du sud-ouest est plutôt turquoise, celui du sud-est a des transparences de saphir.

Les vents dominants par la fréquence et la force soufflent entre sud-ouest et nord-ouest. Les vents d'ouest, vents marins, rafraîchissent l'atmosphère en été et la réchauffent en hiver ; ils amènent souvent la pluie et celle-ci est rarement glacée.

Les vents qui soufflent entre nord et est, sont des vents continentaux, presque toujours présage de beau temps. Les grandes tempêtes sont rares et courtes, de direction nord-ouest ou plutôt ouest-nord-ouest. Elles mettent exactement deux jours à arriver du large de l'Irlande où elles se forment. C'est un fait d'observation courante qu'elles surviennent le lendemain de l'arrivée des journaux de Paris mentionnant une forte tempête sur les côtes britanniques.

Exceptionnellement, on voit sévir, avec un ciel à peu près serein, un vent de sud-ouest ou sud-sud-ouest qui peut devenir très violent et qu'on a justement comparé au siroco africain ou au fœhnn des Alpes. « Toutes les fois que les vents chauds et humides du sud-ouest montent les pentes espagnoles, il pleut à torrents en Espagne, tandis que nous avons un ciel pur, température élevée, vent chaud et desséché » (Piche).

Les orages sont assez fréquents et violents; ils suivent le plus souvent le trajet suivant : après un jour de vent du sud, on voit s'élever du sud-ouest une quantité de nuages qui franchissent les Basses-Pyrénées, retombent peu à peu en cascades sur le versant français, se rassemblent, remontent la vallée de l'Adour, se bifurquent sur celles des gaves et vont se réfléchir sur le mur pyrénéen, d'où ils reviennent trop souvent sous forme de grêle, chassés par le vent du sud-est. Ces effluves électriques chargent l'air d'ozone. Les recherches spéciales dont cet élément climatique a été l'objet, notamment à Biarritz et à Aragnouet (au fond de la vallée d'Aure, Hautes-Pyrénées), donnent un intérêt particulier à la question de l'ozonométrie dans le sud-ouest.

M. Sebie à Biarritz et M. P. Lazerges à Aragnouet ont relevé les fortes proportions d'ozone que contient l'atmosphère, surtout quand règnent les vents humides de l'ouest.

M. P. Lazerges attribue à la fréquence de ces vents ozonisés l'immunité de la région océano-pyrénéenne à l'égard des épidémies, et le Dr Élévy, de Biarritz, rapporte à l'influence de l'ozone une partie des propriétés toniques et vivifiantes de ce climat.

Pour ce qui est d'Argelès en particulier, la qualité spéciale que paraît présenter sa situation, est d'avoir une altitude au-dessus de la moyenne et une température très douce relativement à cette altitude. Mais ce degré de température, des études plus récentes l'ont bien prouvé, ne joue qu'un rôle secondaire au point de vue de la cure d'air.

Parmi les autres éléments météorologiques que l'on s'est efforcé de rassembler, ceux qui ont trait à l'hygrométrie ont spécialement attiré l'attention. La moyenne a été des plus satisfaisantes.

Nous donnons un exemple des observations qui ont été prises.

TABLEAU DE L'ÉTAT HYGROMÉTRIQUE DE LA STATION D'ARGELÈS

1885	1	2	3	4	5	6	7	8	9	10	11	12	13	14	15	16	17	18	19	20	21	22	23	24	25	26	27	28	29	30	31
Janvier...	58	57	59	58	57	59	60	62	63	60	59	56	51	48	42	38	39	40	46	48	50	45	47	49	52	54	59	63	65	68	70
Février...	77	80	78	80	78	69	66	79	66	67	70	72	74	76	77	78	80	84	78	79	76	72	68	69	70	65	67	68			
Mars.....	56	58	55	48	49	50	52	54	48	43	41	39	42	46	47	51	49	53	55	51	56	57	59	60	58	55	45	44	48	49	50
Avril.....	51	46	41	46	43	42	43	46	48	53	56	50	47	48	46	45	43	49	51	53	57	51	48	51	52	50	49	46	42	52	

Mais ce qui est le plus intéressant, c'est la constance dans l'état hygrométrique de la station. Les oscillations des tracés ont été en effet des plus restreintes, ce qui confirme pour Argelès les études générales que nous avons résumées au début de ce chapitre et qui d'ailleurs ont été prises à peu de distance. Il a été facile d'apprécier cette constance en comparant nos tracés à ceux qui résultent des observations prises à Montsouris et à Saint-Maur, dont le Bulletin municipal donne les chiffres quotidiens.

« Il est permis de déterminer, d'après ces données, dans une certaine mesure, quel peut être le caractère météorologique de la station d'Argelès et par suite à quelles indications thérapeutiques cette station peut répondre.

« Argelès réunit, avons-nous dit, les qualités d'une station assez élevée, de température douce et d'hygrométrie très constante. Si l'on joint à ceci que la pluie n'y est pas fréquente (1), que la neige y reste rarement, *que les jours de soleil y sont très nombreux*, on doit croire à l'utilité de ce séjour pour beaucoup d'affections pulmonaires et en particulier pour la tuberculose » (Ferrand).

Nous avons tenu à contrôler ces résultats personnellement et à rechercher si les conditions n'avaient point changé depuis l'époque où écrit M. Ferrand. On peut voir par notre tableau que les différences sont minimes. Cette courbe a été dressée en nous basant sur les observations de la station météorologique municipale, mises gracieusement à notre disposition par l'instituteur, M. Charlet. Nous avons étudié les années 1893 à 1899. Nous donnons la courbe de l'année 1896 comme étant la plus typique.

Nous avons noté le vent dominant dans le mois, le plus souvent celui du sud-ouest. Ce n'est pas à dire que d'autres vents n'aient pas soufflé. Ainsi le vent de nord-est a été assez fréquent, quoique faible.

Nous devons aussi à l'obligeance de M. le Maire d'Argelès la communication des relevés concernant la mortalité.

____

(1) Par rapport aux autres parties de la région sud-ouest et surtout au littoral.

On y voit que cette mortalité est peu élevée. Le sanatorium est situé loin de tout foyer important de tuberculose, condition essentielle du succès pour M. Rendu. La mortalité par phtisie pulmonaire y est grevée du chiffre des étrangers, Anglais ou autres, qui viennent y mourir,

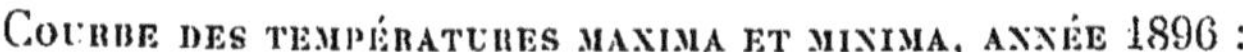

COURBE DES TEMPÉRATURES MAXIMA ET MINIMA, ANNÉE 1896 :

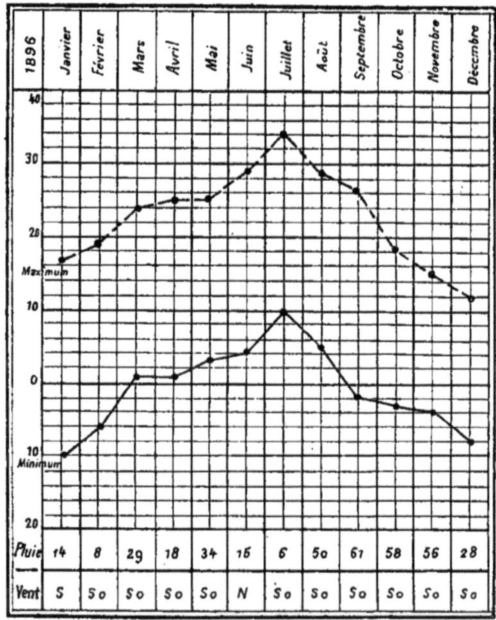

comme ils iraient mourir à Cannes où à Menton, moins nombreux, il est vrai, que dans ces stations ; ces décès doivent donc être éliminés de la mortalité indigène.

Le département des Hautes-Pyrénées occupe, au point de vue de la mortalité tuberculeuse, le troisième rang, l'avant-dernier dans la carte de France de M. le professeur Brouardel.

MINISTÈRE DE L'INTÉRIEUR

BUREAU DE L'HYGIÈNE PUBLIQUE

Statistique sanitaire de la ville d'Argelès (1,864 habitants).

Nᵒˢ	CAUSES DE DÉCÈS	1896	1897	1898	1899
1	Fièvre typhoïde (typhus abdominal)	1	—	1	3
2	Typhus exanthématique	—	—	—	—
3	Fièvre intermittente et cachexie palustre	—	—	—	—
4	Variole	—	—	—	—
5	Rougeole	1	—	—	—
6	Scarlatine	—	—	—	—
7	Coqueluche	—	3	2	—
8	Diphtérie et croup	2	1	2	—
9	Grippe	—	—	—	—
10	Choléra asiatique	—	—	—	—
11	Choléra nostras	1	—	—	—
12	Autres maladies épidémiques	1	—	—	1
13	Tuberculose des poumons	10	18	8	5
14	Tuberculose des méninges	2	1	2	1
15	Autres tuberculoses	—	—	—	—
16	Cancer et autres tumeurs malignes	1	1	—	—
17	Méningite simple	2	1	1	1
18	Congestion, hémorrhagie et ramollissement du cerveau	8	12	7	3
19	Maladies organiques du cœur	3	1	3	2
20	Bronchite aiguë	3	—	5	6
21	Bronchite chronique	3	5	2	—
22	Pneumonie et autres affections de l'appareil respiratoire	3	1	6	—
23	Affections de l'estomac (cancer excepté)	—	—	—	—
24	Diarrhée et entérite (au-dessous de deux ans)	—	2	1	3
25	Hernies, obstructions intestinales	—	—	—	—

N°ˢ	CAUSES DE DÉCÈS	1896	1897	1898	1899
26	Cirrhose du foie............	—	—	—	—
27	Néphrite et maladie de Bright.	—	—	—	—
28	Tumeurs non cancéreuses et autres maladies des organes génitaux de la femme.....	—	—	—	—
29	Septicémie puerpérale (fièvre, péritonite, phlébite puerpérale).....................	—	—	1	—
30	Autres accidents puerpéraux de la grossesse et de l'accouchement.................	—	—	—	—
31	Débilité congénitale et vices de conformation...........	1	—	—	—
32	Débilité sénile..............	—	—	—	—
33	Morts violentes (suicide excepté)....................	2	—	—	—
33 bis	Suicides	—	—	—	1
34	Autres maladies............	4	3	4	1
35	Maladies inconnues ou mal définies....................	1	2	9	3
	TOTAUX.........	49	51	54	30

Moyenne annuelle : 46.

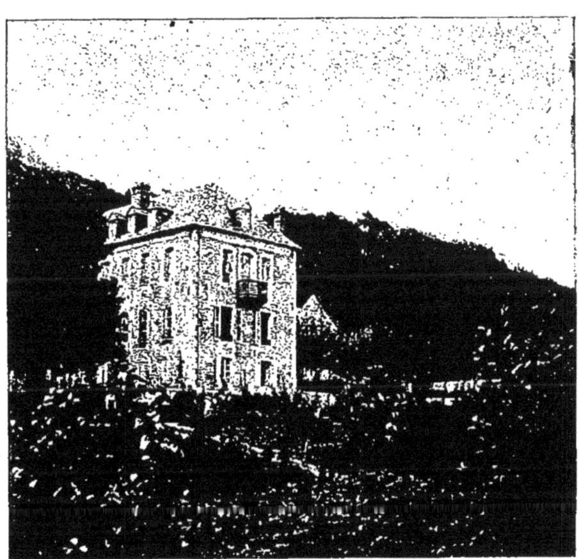
Le sanatorium d'Argelès.

CHAPITRE II

Le sanatorium d'Argelès.

Quand j'arrivai pour la première fois à Argelès, il y a bien des années, je fus séduit tout d'abord par le côté pittoresque de l'excursion. La route qui conduit à Argelès, puis à Pierrefitte, suit la magnifique vallée du Gave, qu'elle traverse à plusieurs reprises et qui donne à chaque tournant, une impression nouvelle de grandeur sereine et de majesté souriante.

Pour se rendre au sanatorium, on quitte la grand'
route dans l'intérieur de la ville d'Argelès et on monte
une sorte de raidillon qui conduit à la propriété. Si vous
vous attendez à rencontrer un sanatorium au sens étroit
du mot que nous rejetons, une de ces maisons en quelque
sorte disciplinaires qui fleurissent en Allemagne ; si vous
vous attendez à voir des malades étendus sur des chaises
longues, retournez sur vos pas : vous seriez déçus dans
votre espoir.

Aussitôt la porte franchie, un essaim de gracieuses
jeunes filles et d'enfants à la mine fraîche et épanouie, au
teint hâlé par le soleil, vient au-devant de vos pas. Vous ne
prendriez jamais ces enfants pour des petites Parisiennes,
ni surtout pour des tuberculeuses, et pourtant elles sont
l'un et l'autre. Toutes ces malades sont occupées, les unes
au jardin, les autres à l'ouvroir. Nous allons voir dans ce
chapitre les excellentes conditions dans lesquelles elles
exécutent ces différents travaux.

Mais, encore une fois, pour bien comprendre le bien
que l'on fait ici, voyez-y « un sanatorium, non par les
titres et les apparences, mais bien par la réalité des services rendus ».

« Cet asile est situé à 466 mètres d'altitude (1), à l'ex-
trémité la plus élevée de la ville d'Argelès, voisine elle-
même de Pau et de Tarbes. Adossée aux pentes boisées
d'une montagne de 1,100 mètres d'altitude (le Gez),
Argelès voit couler au-dessous d'elle le gave de Pau, qui

---

(1) Montreux s'étage de 375 mètres à 1,000 mètres ; les Avants à 1,000 mètres ;
Glion à 1,500 mètres ; Gœbersdorf à 560 mètres ; Davos de 14 à 1,500 mètres.
Rappelons que Paris est à 29 mètres d'altitude.

s'unit dans cette vallée au gave d'Azun. La vallée, tout
entourée de hautes montagnes, forme comme un cirque

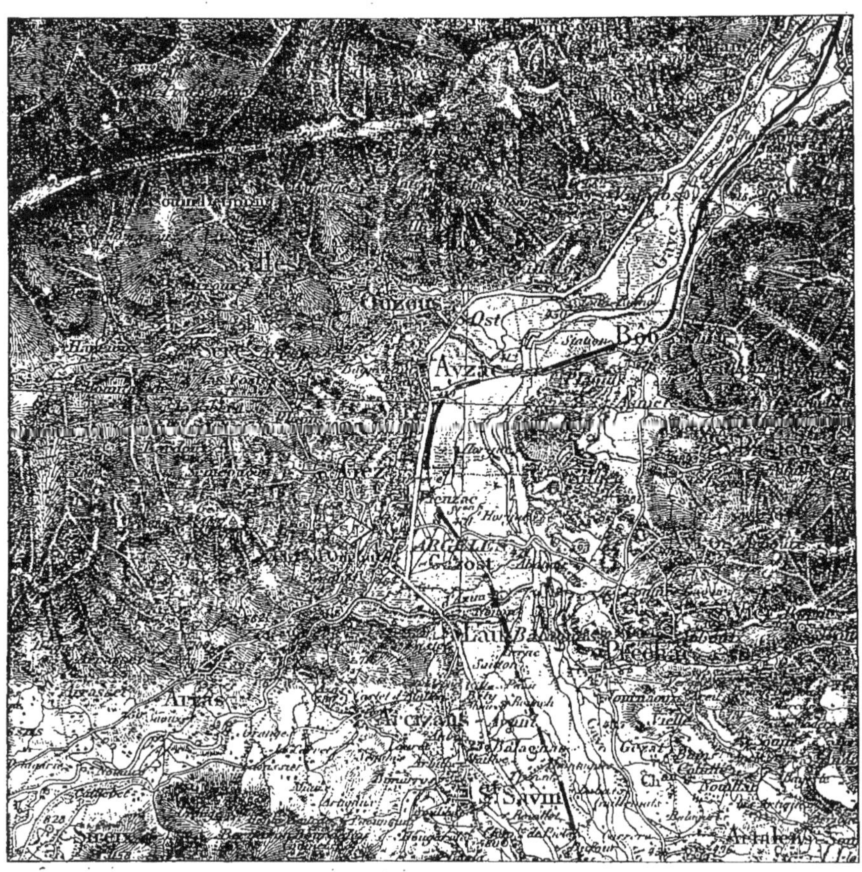

allongé dans lequel se rencontrent beaucoup d'échantillons
de la flore et de la culture méridionales. »

Plus élevée qu'Amélie-les-Bains, Argelès est à 20 mètres
de plus que le fameux sanatorium de Falkenstein,
60 mètres de plus que Montreux. Station de chemin

de fer, à une demi-heure de Lourdes, Argelès occupe un site admirable. A ses pieds et devant elle se déploie la vallée, large et profonde, dirigée du nord au sud, comme le gave dont les eaux miroitent au milieu de la verdure des prés. Au premier plan, sous l'orphelinat Douillard, apparaissent les hôtels, les villas, les jardins, les thermes d'Argelès, coquette station improvisée, il y a une quinzaine d'années, par l'adduction des eaux sulfureuses iodo-bromurées de Gazost.

La montagne, dont les premières assises lui servent de socle, protège la ville contre le vent de l'ouest et du nord-ouest, à la fois le plus violent et le plus fréquent de la région.

Les vents de l'est (beau temps), affaiblis par les hauteurs qui forment le versant oriental de la vallée, ceux du nord et ceux du sud ont un libre accès, et la belle vallée d'Azun qui débouche à la pointe méridionale d'Argelès, déverse sur la station les vents tièdes du sud-ouest.

Le jardin potager, où les jeunes filles passent une bonne moitié de leur existence, affecte la forme d'un vaste rectangle qui entoure complètement trois des façades de la maison, la quatrième donnant sur un chemin. Il est incliné en une pente douce sur laquelle les eaux glissent facilement, et limité par quatre routes. A droite de la maison, on remarque deux magnolias géants, plantés là pour témoigner de la douceur du climat. Sous leur ombrage est une citerne toujours remplie par une source de la montagne dont les eaux sont conduites, par mainte rigole en ciment, aux divers carrés de légumes. De là part une allée qui aboutit à une tonnelle toujours verte, sorte de

guérite naturelle contre le soleil où vont se réfugier les
nouvelles arrivées qui ne pourraient encore soutenir son
éclat.

De la tonnelle aux magnolias, une pelouse, où les
petites, devenues déjà campagnardes, cueillent des fleurs

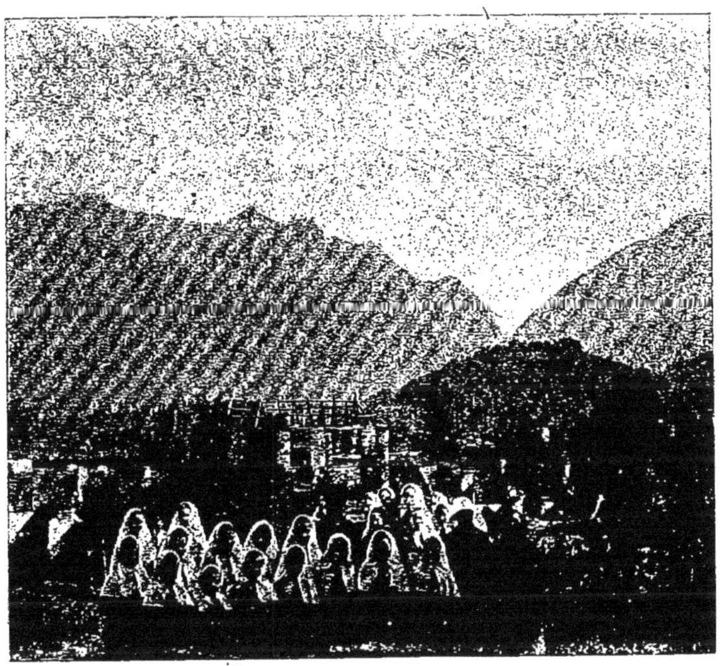

Vue sur le Vignemale.

et prennent leurs ébats. Puis de grands carrés de légumes,
entrecoupés d'arbres fruitiers en espalier, descendent
jusqu'au bas du jardin. Là un gros rocher, jadis tombé du
sommet de la montagne ou traîné par quelque glacier
préhistorique, sert de support à une petite terrasse à
l'italienne, toute garnie de vignes et de plantes grim-

pantes, d'où la vue s'étend sur les cimes neigeuses du Vignemale et la vallée d'Azun.

De l'autre côté de la maison, les communs occupent le haut de la propriété. Au-dessous, un groupe d'arbres protège un espace sablé où l'on se tient le soir après souper, pendant les merveilleuses nuits d'été. On n'a pas à craindre ici les refroidissements comme sur les rives de la Méditerranée et on en profite pour prendre l'air, même après le coucher du soleil. Le côté nord du jardin est occupé par un pré et par le verger ; les cordeaux tendus pour la lessive qui sèche égayent ce coin verdoyant ; et parmi tout cela, des fleurs, des fleurs toute l'année !

Inutile de s'appesantir plus longtemps sur cette petite description et d'essayer de grossir les choses ; ne croyez pas entrevoir une espèce de parc et de luxueuses plantations ayant coûté bien cher ; non, tout cela est modeste, simple, très simple, et c'est justement cette simplicité que nous voulons faire ressortir parce que nous voulons en tirer des conclusions pratiques.

Même simplicité dans la maison : elle répond, par sa distribution, à ce qu'on lui a demandé ; elle est grande, elle est saine, mais on n'y a fait aucune recherche de luxe et d'antisepsie (1). L'air, qui circule à profusion, est amicrobien. A cette altitude, d'après Miquel, il ne doit pas y avoir plus de huit à dix microorganismes par mètre cube d'air. Et le soleil, le plus puissant et le moins coûteux des désinfectants (Malvoz), pénètre par de multiples fenêtres. Les trois façades qui donnent sur le jardin sont orientées

(1) MICHELET a encouragé l'établissement de ces simples maisons et leur a consacré une belle page qu'on trouvera dans Cazin.

au nord-est, côté du soleil levant et du beau temps, au sud-est et au sud-ouest. La lumière solaire fait donc constamment le tour de la maison, dont les murs restent, pendant la nuit, imprégnés de sa chaleur. Ils sont suffisamment épais pour que leur température reste à peu près constante, ce qui est aussi une bonne condition. Au nord-ouest, côté des tempêtes et du mauvais vent, le mur est plein, par excès de précaution. Pas une, fenêtre ne perce cette façade; la maison n'aurait pourtant rien à craindre de ce côté : le Gez, la montagne bienfaisante, est là tout près qui dresse sa masse de 1,100 mètres et forme un écran protecteur gigantesque contre les intempéries. On a vu, d'après notre courbe, que le vent du nord-ouest ne souffle pour ainsi dire jamais sur ce site délicieux; s'il vient à souffler, il pousse les nuages au-dessus de la vallée, mais, au ras du sol, on ne le sent pas.

Si maintenant nous pénétrons à l'intérieur, nous sommes frappés de la propreté qui règne dans cette humble demeure, si confortable dans son dénuement; mais encore une fois, vous qui cherchez un sanatorium somptueux, celui qui reste vingt ans en projet, dont la construction en absorbe vingt autres et qui coûte des millions pendant que meurent des légions de phtisiques, empilés dans la nuit de leur mansarde humide ou dans la rangée malsaine de l'hôpital, vous ne le trouverez pas ici; vous trouverez une maison très convenable, très facile à nettoyer, sans recherche d'aucune sorte, mais qui répond admirablement à son objet. Nous verrons au chapitre suivant comment sont recrutés les malades, mais pour comprendre l'innocuité des parquets cirés et des coins anguleux, disons dès à présent que nous avons affaire ici à des tuberculoses fermées, à des malades qui ne crachent pas. Partout on remarque que murs et cloisons intérieures sont blanchis à la chaux. « Le badigeonnage à la chaux, qui a le grave inconvénient d'être très laid, présente de grands avantages au point de vue de l'hygiène. Il laisse les parois perméables à l'air et, étant peu coûteux, il peut être fréquemment renouvelé (1).»

Passons maintenant en revue les pièces où se déroulent les actes successifs de la vie tranquille de ces petites privilégiées (2).

Après avoir franchi un clair vestibule, on est reçu dans un petit salon qui sert de parloir, où les enfants ne pénètrent jamais. A gauche, une pièce de 8 mètres environ de longueur sur 3 m. 5o de large et 3 m. 5o de hauteur, contient une table qui reçoit trois fois par jour vingt-sept convives affamées.

Deux bancs de chaque côté complètent l'ameublement; trois fenêtres éclairent la salle : deux au sud-est, une au sud-ouest. Si l'on était tenté de trouver ce réfectoire trop petit, nous prierions le lecteur de réfléchir que ces enfants ne viennent là que pour y manger, que les fenêtres restent continuellement ouvertes dans l'intervalle des repas et même, au moins une, pendant les heures de présence au réfectoire, à moins d'une gelée ou d'une tempête extraordinaire. Il se produit même dans une pièce sans ventilation voulue, une aération continuelle par

---

(1) PAUL LANGLOIS. *Précis d'hygiène publique et privée*, p. 265. Paris, 1896.
(2) « L'idéal de l'hôpital d'enfants est l'établissement qui ressemblerait à une maison paternelle bien tenue (CAZIN).»

les parois, par les fenêtres, par les portes non hermétiquement fermées.

Ces enfants ne sont donc pas intoxiquées par l'air déjà
respiré (1), puisque « l'haleine de l'homme est nuisible à
l'homme ».

Au fond du vestibule se trouve la pièce la plus importante dans une maison de cure : la cuisine... et il n'y a pas
de pharmacie.

Cette cuisine a 9 mètres environ de longueur, 5 mètres
de largeur et plus de 3 m. 50 de hauteur. Elle est éclairée
au sud-ouest par une fenêtre et une porte-fenêtre par
laquelle on peut sortir directement sur la terrasse et le
jardin.

La vaste cheminée traditionnelle des cuisines méridionales occupe la place d'honneur, au milieu du mur extérieur au nord-ouest. C'est là que la bonne sœur fait cuire
la grosse soupe villageoise qui forme la base de l'alimentation des jeunes Parisiennes transplantées dans ce nouveau
milieu, moins raffiné, mais plus sain que la grande ville.
Le fourneau est à gauche de cette cheminée, le poste d'eau
de source à droite. Une porte percée à l'opposite des
fenêtres conduit à la buanderie, d'une hauteur de 3 mètres
sur 8 mètres de longueur et 5 mètres de largeur. Celle-ci
est éclairée par trois fenêtres et contient un bassin en
pierre de taille et ciment de 3 mètres de longueur sur
2 mètres de largeur et 0 m. 40 de profondeur, alimenté par
l'eau de source captée tout près de là dans le flanc de la
montagne. A côté de ce bassin, on voit un fourneau et

____

(1) P. Pujade. *La cure pratique de la tuberculose.* Paris, 1901.

deux cuves à lessive. Une porte fait communiquer la buanderie avec une grange de 5 mètres de longueur, 3 mètres de largeur et 3 mètres de hauteur, percée de deux fenêtres.

Un petit escalier, dont nous verrons plus loin l'utilité, descend du premier au jardin et sépare la grange de l'étable.

Celle-ci loge une seule vache, séparée elle-même du cheval. Il y a une fenêtre pour l'étable et une pour l'écurie. La longueur totale de ces deux pièces est de 7 mètres, la largeur de 3 mètres et la hauteur de 3 mètres environ. La buanderie et l'écurie forment ainsi une aile au nord-ouest.

Nous nous sommes attaché à donner toutes ces dimensions un peu fastidieuses, mais ce vieux sanatorium, très élémentaire, pourra, nous semble-t-il, servir de type à d'autres fondations analogues qui seraient si urgentes. Nous souhaitons qu'on puisse faire mieux, mais nous doutons qu'on puisse faire moins cher, et nous insistons incidemment sur cette question d'économie parce que notre but, ardemment poursuivi, est la multiplication d'asiles semblables. Nous espérons que ces quelques détails suffiront à le faire comprendre.

Montons maintenant l'escalier qui, du vestibule, conduit au premier étage.

Au-dessus du réfectoire, une pièce de dimensions analogues sert de salle de travail, d'ouvroir. C'est là que les plus grandes apprennent le métier de lingère et de couturière en perfectionnant leur cure. Quatre fenêtres, dont une au moins toujours ouverte, leur versent de l'air et la lumière et leur permettent, tout en travaillant, de jouir du spectacle réconfortant et sédatif des montagnes. Une cheminée placée dans un des angles sert au chauffage en hiver, quand le soleil refuse trop obstinément ses rayons, et à la ventilation quand on ne peut ouvrir les fenêtres. Au centre du bâtiment, la communauté loge les femmes de cœur qui se sont vouées à l'administration de cette œuvre. Un couloir les sépare de l'Infirmerie, presque toujours vide. Au bout du couloir, des cabinets d'aisance « à l'anglaise » sembleraient aujourd'hui d'un modèle ancien; mais que les hygiénistes veuillent bien se rappeler qu'en 1879 ce système était considéré comme très supérieur à tous les modèles en usage, même dans nos meilleurs hôpitaux. Ils sont d'ailleurs complètement inodores et très proprement tenus ; ils jouissent donc d'une innocuité suffisante.

Le dortoir, situé au deuxième étage, a 15 mètres environ de long sur 8 mètres de large et 3 m. 50 de haut. Sept fenêtres sur la façade sud-ouest, quatre sur le nord-est et une porte-fenêtre sur le sud-est sont ouvertes toute la journée.

La porte-fenêtre du sud-est donne sur un petit balcon d'où la vue est merveilleuse. Plus d'un riche étranger, qui cherchait la santé dans cette vallée bénie, a voulu offrir sa fortune en échange de cette situation unique! Inutile de dire qu'on a toujours refusé de vendre ce privilège des enfants pauvres et malades. D'ailleurs nous affirmons que les sites ne manquent pas pour y construire : ce sont les sanatoriums qui sont trop rares.

Le mobilier est des plus simples : des lits de fer, garnis

d'une solide literie, en constituent la partie essentielle ;
aucun accessoire inutile n'encombre la pièce. Particularité
assez intéressante, si nous nous reportons quelques années
en arrière : il n'y a aucun appareil de chauffage. Et l'on
sait pourtant qu'une des objections les plus sérieuses faites
à la cure de la tuberculose par le sanatorium, était la difficulté qu'auraient les malades à s'accoutumer au froid. On
a vu depuis que cette accoutumance était très facile à
acquérir. Nous n'avons presque jamais eu à noter d'accidents a frigore.

Les malades ne viennent au dortoir que pour y dormir
et n'y séjournent jamais le jour, même pour leur toilette.
On voit que nous sommes loin de la salle des malades avec
des « brancards », comme nous avons la douleur d'en voir
chaque jour dans nos hôpitaux de Paris. C'est un dortoir
fort bien ventilé par la nature (1).

Nous avons pu observer personnellement une disposition
analogue à Villepinte, dans les salles du premier degré, où
les guérisons atteignent la plus forte proportion. Ce dernier
asile recevant aussi des deuxième et troisième degrés, a, de
plus, des salles aseptiques qui sont de véritables salles de
malades.

Le grenier, transformé, a été divisé en plusieurs pièces.
On a tiré un excellent parti du peu de place dont on dis-
posait, avec un esprit avant tout pratique. On voit que des
femmes ont passé par là. Dans la grande lutte, nous autres
médecins, qu'aurions-nous fait sans les femmes ? La
chambre de toilette est alimentée en eau de source par la

(1) Au bout du dortoir sont les cabinets situés au-dessus de ceux du premier
étage.

montagne. Il n'y a donc pas d'erreur possible dans les canalisations. C'est la même eau partout. On veille toujours à une propreté méticuleuse, surtout après le travail au potager. Les jeunes filles prennent des bains ; plusieurs des anciennes font usage de « tubs » en été. Mais ceci n'est pas réglementaire.

Symétriquement à la chambre de toilette se trouve le magasin au linge et aux vêtements qui sont pliés sur des planches toujours à l'air et non pas dans des armoires. On peut voir une disposition analogue à la lingerie de Villiers et dans les sous-sols du nouveau pavillon des contagieux à l'Institut Pasteur.

Au-dessus de la grange se trouve une autre pièce tout à fait séparée du corps de bâtiment principal et desservie par un escalier complètement indépendant. Cette pièce pourrait servir, le cas échéant, de salle d'isolement. Elle a 7 mètres de long sur 4 mètres de large, deux fenêtres donnant sur le sud-est, une cheminée et un balcon où les convalescentes de maladies contagieuses pourraient venir renouveler connaissance avec l'air extérieur sans être réunies à leurs compagnes.

Le sanatorium d'Argelès est uniquement ouvert aux filles. Elles sont actuellement au nombre de 27. Nous verrons dans le chapitre suivant comment se fait le recrutement.

Mais puisque nous avons entrepris ici la description de la maison et du petit monde qui y vit, il faut que nous essayions de décrire leur existence paisible.

Ces enfants sont réparties en deux groupes : les grandes et les petites. C'est une chose touchante, même pour des médecins, et je dirai surtout pour des médecins, de voir comment elles apprennent à devenir de bonnes mères de famille ; chaque grande est responsable d'une petite qui,

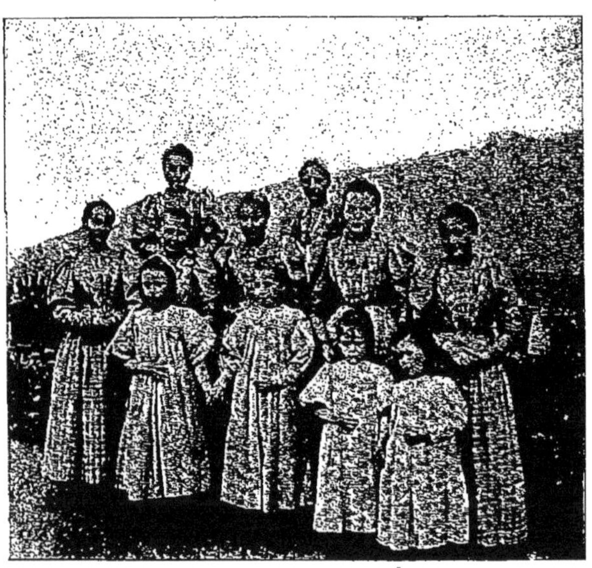

Quelques pensionnaires du sanatorium.

devenue grande, sera elle-même une « maman ». C'est une vraie mutualité.

Ce sont les grandes, les « mamans », qui signalent à la sœur surveillante tout ce qui concerne leur « fille » ; comme ce sont précisément les plus petites qui sont les plus malades, il faut voir avec quelle sollicitude les « mamans » veillent sur la santé de leur petite protégée, sur ce qu'elle mange, sur ce qu'elle boit, lui donnant la main pour l'aider dans ses premières courses dans les bois, etc...

Outre le point de vue moral, il en résulte une grande

simplification au point de vue économique. Nous nous occuperons de chacune en particulier au chapitre suivant ; dans un coup d'œil d'ensemble, nous pouvons dire que l'aspect des grandes est celui de robustes paysannes avec quelque chose de plus gracieux dans l'expression qui reste en elles du type de la Parisienne ; les petites, au contraire, gardent encore pendant plusieurs années après leur entrée, même avec une santé satisfaisante, l'apparence chétive des lymphatiques.

Elles ont bien, pour la plupart, leur empreinte de petites héréditaires de l'ancienne phtisie scrofuleuse, de petites tuberculeuses en un mot, mais de tuberculeuses en bonne voie de guérison.

Pour fixer les idées, analysons une de leurs journées prise comme exemple, puisqu'elles se ressemblent toutes, ces journées où jamais la monotonie ne règne ; jamais l'ennui n'a paru ici, l'ennui, cet hôte terrible des sanatoriums pour les riches, qui fait souvent plus de mal que le bacille aux phtisiques, surtout adultes, surtout intelligents !

Nous prendrons, au hasard, le règlement du lundi :

A 5 heures et demie en été (autrefois à 5 heures, et même à 4 heures et demie pendant les chaleurs) ; à 6 heures en hiver, lever, toilette, rangements et nettoyages faits par les enfants elles-mêmes. Courte promenade de trois quarts d'heure qui excite leur appétit pour le déjeuner, puisqu'elles ne prennent rien en se levant.

8 heures : déjeuner composé d'une soupe aux légumes, principalement aux choux (ce légume tour à tour trop vanté et trop décrié), un morceau de pain avec un peu de confiture et un demi-verre d'eau.

9 heures : travail ; les grandes vont au jardin ou à la couture en deux équipes ; les petites à l'école, qu'elles commencent à fréquenter sans inconvénient ni pour elles, ni pour les autres, après un laps de temps qui varie de un à deux ans. Bien entendu, dès que la classe nuit à leur appétit ou à leur entrain, on les garde au jardin.

10 heures : récréation d'un quart d'heure. Elles mangent un morceau de pain et boivent un demi-verre d'eau, très apprécié en été par l'équipe qui a travaillé au jardin, pendant des heures déjà brûlantes. Puis, reprise du travail jusqu'à midi.

Midi : dîner composé d'une soupe aux légumes, de viande rôtie, macaroni, salade. Comme boisson, un tiers de vin rouge pour deux tiers d'eau, deux à trois verres pendant le repas.

1 heure : récréation jusqu'à 2 heures.

Elles jouent et courent en plein air, à l'ombre et au soleil suivant leur tolérance, protégées par de grands chapeaux de paille. D'autres font de petits ouvrages comme du tricot, crochet, etc... Les petites retournent en classe.

2 heures : reprise du travail.

4 heures : récréation. Les petites reviennent de l'école et toutes ensemble goûtent d'un morceau de pain, d'un peu de confiture faite avec les fruits du verger et d'une tasse de lait tout chaud et encore vivant. Pendant les années de 1883 à 1893, elles ne buvaient jamais de lait cru. Cette légère différence de régime n'a amené aucun changement dans leur situation.

4 heures et demie : étude en plein air ou, s'il pleut, dans une salle ouverte pour les petites ; les grandes retournent à l'ouvrage.

6 heures : souper ; potage aux légumes, viande bouillie en sauce ; un plat de légumes : haricots. Boisson, un tiers de vin, deux tiers d'eau ; un seul verre au souper.

6 heures et demie à 9 heures : récréation, tricot, crochet, etc..., lectures et causeries en hiver. En été, elles courent au jardin.

9 heures : coucher. Les fenêtres ne restent pas toutes grandes ouvertes pendant la nuit, mais ne sont pas non plus hermétiquement fermées. Il y passe toujours un volume d'air considérable ; dans d'autres maisons, nous avons remarqué qu'on était obligé de maintenir les fenêtres fermées, non à cause du froid que les malades supportent très bien, mais à cause du vent, ou des orages (1). L'aération peut donc être considérée pratiquement comme permanente.

Tout ceci est une question de mesure, de bon sens, plus encore que de théorie plus ou moins systématique. Nous ne prétendons pas que ce règlement soit sans reproche. Ainsi il y a peut-être trop d'heures de classe pour les petites ; mais du moment qu'il est bien supporté, où est le mal? Ce qui est assez curieux, c'est le petit nombre d'heures de sommeil, qui a été cependant un peu augmenté dans ces derniers temps. Le règlement n'est pas appliqué avec une férocité administrative, et c'est là un des multiples avantages du petit nombre des malades dans un sanatorium. L'une d'elles se trouve-t-elle un peu fatiguée, elle est dispensée de la classe, se couche à l'infirmerie avant les autres, se lève quand elle veut. Mais c'est là une exception :

(1) Hendaye.

la régularité de cette vie saine, bien qu'un peu rude, produit une sorte d'entraînement sur les jeunes malades qui s'y habituent très vite. Les nouvelles arrivantes ne suivent jamais le règlement pendant qu'elles font la cure de repos proprement dit, c'est-à-dire trois mois. A partir de ce moment, on peut dire qu'elles ne font que confirmer leur guérison, en même temps qu'elles transforment leur constitution lymphatique en constitution physiologique sans prédominance d'aucun système. Elles s'équilibrent en un mot. Le dimanche, les grandes ont de midi à trois heures leur unique classe de la semaine. Ensuite toutes revêtent leur capulet blanc et partent pour une promenade, en dehors de la propriété, de 4 heures et demie à 6 heures. Elles font progressivement de 4 à 8 kilomètres sans fatigue.

Le jeudi, la promenade est beaucoup plus longue; elle dure de midi jusqu'à six heures ; les jeunes filles grimpent dans la montagne sans essoufflement et ventilent énergiquement leurs poumons dans les forêts de sapins. Il devient très vite impossible aux surveillantes, qui sont originaires du pays, de rattraper ces Parisiennes transformées par l'acclimatation. Elles n'ont jamais de fièvre au retour, l'appétit est augmenté et le sommeil est profond et paisible, sans sueurs nocturnes (1). Ces courses en pays accidenté sont certainement un des meilleurs moyens connus pour faire de la gymnastique respiratoire naturelle et inconsciente.

(1) « Il est des sujets auxquels cet exercice actif, cet entraînement soutenu font acquérir sans danger les bénéfices d'une plus grande capacité fonctionnelle Dans l'air raréfié des altitudes, l'organisme a un rôle actif et travaille à se modifier par lui-même. » (LALESQUE, p. 129.)

Disons maintenant quelques mots de leur travail (1). Et d'abord, faisons remarquer que c'est bien un travail réel, un travail fatigant, un travail qui produit quelque chose d'utile.

La culture maraîchère qui est pratiquée ici a de grands avantages pour le but à atteindre.

Elle est relativement facile; les grands défoncements sont faits par des hommes de peine. Des jeunes filles robustes ne pourraient suffire à cette tâche ; la faire exécuter par des malades serait folie. De même la grande culture, possible pour de grands garçons convalescents (Trémilly), ne le serait pas pour des filles. Les résultats de cette culture maraîchère sont particulièrement encourageants dans ce pays, jamais trop sec, toujours assez chaud pour fournir tous les légumes de l'établissement.

On peut même en vendre au dehors et ajouter ainsi aux maigres ressources de l'œuvre. Si quelque hygiéniste scrupuleux objectait qu'il peut y avoir des germes pathogènes répandus sur le sol en culture, et que ces germes, en pénétrant dans la pulpe des fruits ou des légumes pourraient être un danger pour la santé publique, nous répondrions par les expériences de M. le professeur Grancher, instituées à propos de l'épandage et qui sont résumées dans le *Précis d'hygiène* de Langlois.

Les grandes bêchent la terre, tracent les sillons pour les semis, repiquent les légumes, arrosent les plantations et arrachent les mauvaises herbes, aidées, dans cette besogne plus facile, par les petites.

---

(1) « Les scrofuleux qui guérissent le plus promptement, dit GUERSANT (*Maladies des enfants*), sont ceux qu'on peut exercer à des travaux manuels en plein air et à la campagne. »

Chaque jour elles récoltent ce qu'il faut pour la cuisine et entretiennent les allées. Quant aux plus petites, leur joie est de faire dans les pelouses de gros bouquets de fleurs des champs. C'est la période pendant laquelle leur entretien revient le plus cher, quoiqu'elles mangent moins que les grandes.

Le travail à l'intérieur consiste en couture, cuisine et

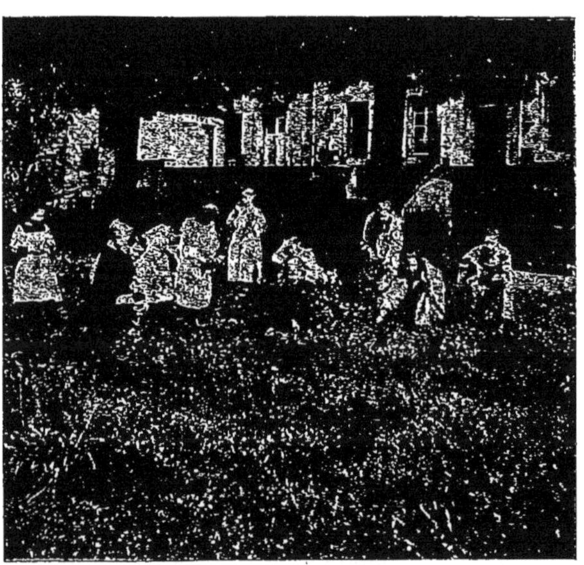

Les nouvelles arrivées.

blanchissage. Comme couture, elles raccommodent leurs effets et entretiennent le linge de la maison; elles font aussi du linge neuf, commandé par des personnes du dehors et dont le produit contribue à équilibrer le budget. En même temps qu'elles apprennent à devenir de bonnes ouvrières, capables de gagner honorablement leur vie, elles rendent, par leur travail, un peu de ce qu'elles ont coûté . pendant la première période, celle où leur plus grand travail était de faire des bouquets en chantant au soleil !

La tenue au travail est strictement surveillée et la moindre tendance à la scoliose est aussitôt signalée aux médecins ; on les fait souvent changer de position. L'ouvroir est, nous l'avons vu, continuellement aéré. Trois des plus anciennes : A. C. (obs. XXXI), L. J. K. (obs. XXXII), M. T. L. (obs. XXX), qui sont près de leur sortie, se servent de la machine à coudre sans aucune fatigue ; c'est dire qu'elles se portent assez bien. Le temps des piqûres à la machine est d'ailleurs limité à un maximum de deux heures dans la journée.

Chacune à son tour aide à la cuisine ; c'est suffisant pour leur apprendre à confectionner une bonne et simple alimentation comme le sera plus tard celle de leur mari, et ce n'est pas trop. La cuisine, avec ses différences de température, avec l'humidité qui y règne forcément, le passage des mains de la chaleur à l'eau froide, etc..., est en effet une des professions qui peuvent causer le plus d'accidents a frigore et autres, sans compter les troubles gastriques que peut engendrer à la longue la dégustation des différents mets et les varices causées par les longues stations debout.

Pour le blanchissage, elles apprennent progressivement toutes les branches du métier et l'exécutent sans fatigue et sans toux : lessive, étendage du linge au grand soleil, pliage, apprêt, repassage, elles font tout elles-mêmes.

Comme instruction théorique, très peu de chose ; ce

qu'une femme du peuple doit savoir. On ne veut pas leur donner le goût des professions sédentaires qui les rappelleraient à la ville et surtout dans des magasins ou des bureaux. Ce serait pour elles une cause de rechute et peut-être de mort. Autant il est difficile de faire changer une adulte de profession, autant il est facile d'inculquer des idées saines aux enfants.

Elles suivent l'école primaire d'après les programmes en vigueur, jusqu'au certificat d'études. Passé ce temps, elles prennent part, deux heures par semaine, à des exercices purement pratiques de grammaire, d'orthographe, d'arithmétique. Elles apprennent à tenir un compte et à faire un peu de correspondance, et c'est tout.

Pendant plusieurs années, elles se sont livrées à l'étude du chant. M. Ferrand pensait que cette excitation était salutaire aux phtisies torpides et, de fait, cet exercice ne les fatiguait pas. Mais on a dû y renoncer parce que ces exercices, nullement nécessaires en tout cas, prenaient du temps et un temps non rémunéré par les résultats. Dès qu'une phtisique est assez bien pour chanter, il vaut autant qu'elle travaille dehors quand une œuvre n'est pas riche !

Insensiblement elles sont remontées physiquement et moralement au niveau de leurs contemporaines bien portantes ; et cela sans traitement ou, du moins, sans le traitement désormais classique, suivi dans d'autres sanatoriums.

Quel est le personnel suffisant pour faire fonctionner une maison de cette sorte ? Quelles sont les dépenses ?

Deux grosses questions auxquelles nous allons répondre en quelques mots. Nous regrettons que la modestie des fondateurs et des administrateurs nous empêche de développer cette partie qui est des plus importantes pour la généralisation des mesures à prendre en faveur des enfants tuberculeux. Ils ont réussi, en tout cas, à montrer quel bien on peut faire avec des ressources insignifiantes ; mais nous avons promis de laisser dans l'ombre cette partie du sujet considérée par eux comme extra-médicale. Les chiffres que nous allons donner ne devront donc être acceptés que sous toutes réserves. Nous espérons néanmoins qu'il sera aisé de se rendre compte de la possibilité de multiplier les œuvres analogues. Celle-ci pourra servir de terme de comparaison, comme elle a servi de point de départ aux expériences sur les sanatoriums à bon marché.

La direction est confiée aux Sœurs de Saint-André qui tiennent l'école du pays, et qui sont à la hauteur de leur tâche si délicate. Nous avons trouvé chez elles le meilleur accueil et les renseignements les plus détaillés. Qu'elles nous permettent de les en remercier ici.

La supérieure fait la comptabilité, la correspondance avec le comité de Paris, et assume la responsabilité des enfants : c'est elle qui fait appeler le médecin et qui reçoit ses instructions. Il n'y a pas de médecin à demeure.

Une sœur surveillante est affectée à la couture et une aux travaux du jardin ; nous nous sommes assuré sur place qu'elles ne se contentent pas de surveiller et qu'elles donnent elles-mêmes l'exemple du travail. La quatrième a la charge la plus importante du sanatorium : c'est la sœur cuisinière. Elle est aidée, nous l'avons vu, dans cette partie très médicale de l'œuvre par chaque ancienne malade, à tour de rôle.

Tout ce personnel coûte environ 1,800 francs par an. Nous sommes loin du prix de revient des hôpitaux de Paris, pour ne parler que de ceux-là.

Une fille de service à 250 francs par an, fait les ouvrages trop fatigants pour les pensionnaires. Les grands défoncements de terrain, la taille des vignes et des arbres sont faits par un jardinier pris à la journée et des hommes de peine, payés à raison de 2 francs à 3 fr. 50 par jour et que la supérieure fait venir le moins souvent possible. Il faut ajouter aux dépenses l'entretien du cheval et les impôts qui s'élèvent à 150 francs.

Nous nous permettons ici d'émettre un vœu tout personnel : c'est que les établissements hospitaliers dits « sanatoriums » soient un jour dégrevés de tout impôt. Ce serait un des meilleurs moyens d'en voir éclore toute une pépinière. L'entretien et l'alimentation de ces 30 personnes coûte environ 10,000 francs, ce qui fait 333 francs par personne et par an, et met la journée à 0 fr. 91 (1). Ce chiffre paraîtra enviable aux œuvres françaises qui poursuivent le même but charitable et thérapeutique (à Villepinte, la journée du malade revient à 3 francs).

Il est facile de concevoir qu'il ne peut guère, à ce prix, être question de suralimentation !

Les ressources proviennent des cotisations des bienfaiteurs, de quêtes et, pour une part, des récoltes du jardin potager. Ce sont en réalité les moyens d'existence de

---

(1) A Viareggio (Italie), le prix de revient par journée d'enfant scrofuleux est de 0 fr. 90.

toute œuvre d'initiative privée à notre époque. Notre modeste exemple sera, je pense, un encouragement pour celle-ci, de laquelle il faut tout attendre, sans compter sur l'État. En somme, l'œuvre dure depuis plus de vingt ans et a acquis, dès les premières années, son complet développement.

CHAPITRE III

Recrutement des malades.

Après cette courte description des lieux et de la vie qu'on y mène, voyons dans quel milieu et comment se recrutent les malades ; quel est leur état à l'arrivée.

Nous donnerons, en terminant, quelques-uns des traits les plus caractéristiques de la forme de leur tuberculose. Il nous sera ainsi plus facile de les comparer dix ans, vingt ans après, dans l'épanouissement de leur santé reconquise.

En face du problème de l'envahissement croissant des services par les tuberculeux dont commençaient à se préoccuper, en 1873, plusieurs médecins des hôpitaux, et en attendant que les discussions, alors ardentes, fussent closes, les fondateurs se dirent que le meilleur moyen de se rendre compte des théories nouvelles sur l'efficacité des sanatoriums, était d'en fonder un. Une expérience de quelques années permettrait de décider ce qu'il y aurait lieu de tenter.

« Nous avons pensé, dit M. Ferrand, que c'est un des meilleurs moyens de résoudre la difficulté, que de créer, dans une station sanitaire du midi de la France, un asile d'enfants phtisiques pris au début de leur maladie, susceptibles par conséquent d'une curabilité au moins relative, de les y garder assez longtemps pour que leur guérison soit non seulement acquise, mais encore durable, et enfin de leur donner là le goût des travaux champêtres, qui sont une des meilleures sauvegardes contre l'explosion ultérieure de la maladie et de développer leurs aptitudes en ce sens. »

C'était là tout un programme dont chaque mot exprime le passage des idées à l'action.

De tout temps les médecins ont cru à la curabilité de la tuberculose, surtout au début, mais les efforts se tournaient alors bien plus du côté de la thérapeutique pharmaceutique que du côté de la cure hygiéno-diététique, qui était une nouveauté.

Quelques praticiens isolés déclaraient qu'elle était spontanément curable dans un milieu approprié et que, en modifiant le terrain, la graine ne pourrait plus y pousser.

Il faut se demander si, dans les formes diverses de cette maladie, il n'en est pas quelques-unes auxquelles ce sanatorium conviendrait spécialement, quelques-unes aussi auxquelles il serait bon de le défendre.

« Jusqu'ici, dit Ferrand, ces formes ont été généralement ramenées à deux types essentiels, dans lesquels je me suis efforcé dans mon enseignement (et dans mon livre sur les formes de la phtisie) de tracer des cadres nettement définis. Ces deux grands types sont celui de la phtisie avec éréthisme et celui de la phtisie torpide ; et les villes d'hiver ont été classées d'après cette bifurcation, suivant que leur atmosphère plus ou moins excitante convient à l'un ou à l'autre de ces types. Or, Argelès peut former entre ces stations une classe à part ou moyenne. En effet, par son altitude, l'air y est vivifiant, au point d'entraîner un léger degré d'excitation fonctionnelle. Mais comme il y est en même temps généralement doux, comme il y est surtout toujours humecté d'une notable proportion de vapeur d'eau, il ne fouette pas les sujets inutilement et les entraîne à faire une bonne restauration nutritive sans épuiser leurs aptitudes sensitives et motrices.

« Aussi, s'il est vrai que notre sanatorium ne saurait convenir aux formes fébriles, ni aux sujets qui sont tourmentés par des névralgies violentes, ou par de fortes poussées congestives, ou par des diacrises excessives, il nous a paru convenir admirablement, au contraire, dans tous les autres cas, et en particulier dans les formes mixtes ou communes.

« Quant aux formes les plus torpides, si de plus hautes altitudes peuvent leur convenir mieux encore, nous savons cependant que celles-ci ne sont pas sans inconvénients et sans danger. D'ailleurs la facilité qu'on possède à Argelès de faire faire aux malades une cure excitante d'eaux sulfureuses si abondamment répandues dans la contrée, cette facilité permet de traiter encore fort avantageusement ces formes elles-mêmes.

« On pourra s'en convaincre en parcourant les observations de nos jeunes hospitalisées.

« Le recrutement de nos enfants s'opère de la façon suivante : elles me sont envoyées avant leur admission pour que je juge si elles se trouvent dans les conditions médicales requises pour cela.

« Je tiens à ce qu'elles soient héréditaires, c'est-à-dire

qu'elles aient perdu au moins l'un de leurs parents de
phtisie pulmonaire. Souvent la note est encore accentuée
à ce sujet par le décès de quelques frères ou sœurs.

« Chacune est examinée par moi et doit présenter,
pour être admissible, outre les antécédents que je viens de
noter, les signes physiques d'une altération des sommets
des poumons au début, et, autant que possible, ne dépas-
sant pas le premier degré de la maladie. Les complications
gastro-intestinales ou autres ne sont pas un empêchement,
pourvu que l'enfant ne soit pas en état de fièvre ou
d'acuité, et pourvu qu'elle ne soit pas absolument cachectique. En un mot, ce sont des enfants dont la maladie est
plus ou moins confirmée, mais qui restent encore susceptibles d'une modification curatrice.

« L'asile ne reçoit que des filles, âgées de 5 à 12 ans
au moment de leur admission. Leurs parents s'engagent
moralement à les laisser jusqu'à 20 ans dans l'asile. »

Ce premier degré, auquel M. Ferrand limite l'admission
des malades, correspond souvent à la deuxième période
de M. le professeur Grancher. Presque toutes sont des
Parisiennes et nous avons remarqué que les effets cura-
teurs de ce climat sont d'autant plus palpables que leur
habitation antérieure était plus confinée ou plus malsaine (1).

Donnons ici quelques portraits des arrivantes.

Obs. I : L'enfant est mince, anémique, blonde, nerveuse, n'ayant
qu'un médiocre appétit, pas de diarrhée, souvent enrhumée.

---

(1) Cf. Professeur DE GIOVANNI. Les prédisposés à la tuberculose. *Congrès
de Naples; Presse médicale*, 2 mai 1900.

Respiration rude dans tout le poumon droit et particulièrement dans le sommet.

Obs. II : Enfant très frêle, anorexie habituelle. État catarrhal actuel avec quelques ganglions cervicaux. Diarrhée fréquente. Quelques craquements limités dans le sommet du poumon gauche en arrière. Submatité au même point.

Obs. V : Enfance chétive. A perdu l'usage de l'œil droit. Oreille dure. Pâle, lymphatique.

Faiblesse marquée du murmure respiratoire dans la fosse sus-épineuse droite, avec quelques frottements et craquements au même point.

Obs. VI : Misère physiologique. Blépharite chronique. Toux continuelle. Matité du sommet droit en arrière, quelques craquements sous les clavicules.

Obs. X : Enfant un peu strumeuse, ayant souvent de l'impétigo et encore actuellement au cuir chevelu. Craquements secs des deux sommets, plus nets à droite.

Obs. XIII : L'enfant est brune et d'une constitution d'assez bonne apparence, bien que présentant une mollesse générale des tissus.

Rien au cœur. Respiration diminuée dans le sommet gauche. En arrière de ce même sommet, on entend quelques craquements.

Obs. XVI : Gourme dans l'enfance. Tousse peu. Submatité du sommet gauche en arrière, avec rudesse respiratoire. Mêmes signes, mais plus atténués en avant du même côté. Assez bon état de la nutrition générale.

Obs. XVIII : Fluxion de poitrine à 3 ans ; tousse toujours depuis lors, et souffre de douleurs de côté.

Respiration faible dans la fosse sus-épineuse droite, rude sous la clavicule du même côté. Pas de craquements, si ce n'est un peu profondément après la toux.

Angines fréquentes, diarrhée, sueurs nocturnes.

Obs. XXI : S'enrhume facilement. A eu la coqueluche en 1884 et garde une toux grasse depuis lors. Bon appétit, pas d'amaigrissement.

Submatité du sommet droit en arrière. Quelques râles humides en avant et en arrière.

Obs. XXII : Blonde. Assez forte d'ossature, mais maigre. Plusieurs bronchites dans sa petite enfance. Toux fréquente. Sueurs nocturnes.

Submatité sous la clavicule droite, avec diminution notable de la respiration en avant et en arrière. Respiration supplémentaire à gauche. Râles sonores des deux côtés, surtout à droite.

Obs. XXIV : Blonde, aspect lymphatique. Constitution faible, strumeuse, sueurs fréquentes la nuit. Appétit intact. Diarrhée fréquente. Tousse beaucoup tous les hivers. A passé le dernier hiver avant son entrée, au lit. Voix couverte.

Matité du sommet droit en arrière. Craquements secs du même côté en arrière et surtout sous la clavicule après la toux.

Obs. XXVI : Blonde, maigre, mauvais état général. A toujours toussé jusqu'à son entrée, à 13 ans. Jamais d'hémoptysie. Diarrhée fréquente.

Respiration très diminuée aux deux sommets en avant et en arrière. Quelques fins craquements.

Obs. XXVII : Enfant pâle, chétive, sueurs faciles, lymphatique. Tousse très souvent, maux d'yeux fréquents. Diarrhée.

Matité marquée du sommet droit en avant et en arrière, avec quelques craquements, plus fréquents après la toux.

Obs. XXXIV : Enfance difficile, bronchites multiples, gourmes guéries. Tousse depuis plusieurs mois.

Respiration un peu rude au sommet gauche, diminuée à droite, avec légers craquements après la toux. Presque condamnée par M. Campenon.

Obs. XXXVIII : Enfant maigre, pâle et chétive. Troubles gastriques, souvent un peu de diarrhée. Quelques craquements au sommet gauche, respiration rude dans le reste des poumons.

Obs. XL : Enfant pâle et faible. Gourmes. Rudesse respiratoire sous la clavicule droite. Respiration diminuée dans les deux sommets. Légers craquements après la toux, en arrière et à droite.

Obs. XLIV : « L'enfant est une héréditaire qui porte sur sa physionomie le cachet de sa maladie. Elle n'a du côté du poumon qu'une ébauche peu caractérisée de tuberculose. Il y a cependant quelque chose et, avec la diarrhée et les sueurs, cela fait un ensemble assez significatif pour qu'elle puisse être reçue avec grande chance d'y trouver guérison. »

Facies type : grands cils, hypertrophie du système pileux, teint décoloré, etc. A maigri depuis un an. Tousse l'hiver, surtout la nuit.

Expiration prolongée et soufflante au sommet droit.

Obs. XLV : « L'enfant V. est manifestement atteinte d'un début de tuberculose pulmonaire (sommet droit) héréditaire et par conséquent tout à fait en situation d'être admise à Argelès. »

Enfant faible, délicate, anémiée. Souvent malade, tousse facilement. Toux catarrhale. Respiration diminuée, avec souffle et craquements au sommet droit.

Il nous semble que ces extraits sont suffisants pour faire connaître ces enfants. La plupart sont des héréditaires manifestes ; les autres ont contracté, dès l'enfance, leur maladie. Leur tempérament lymphatique les prédisposait à la contagion et les lieux de moindre résistance ne manquaient pas. Aussi, nous ne nous étonnerons pas si quelques-unes sont atteintes, sans aucun doute, de la tuberculose larvée des trois amygdales décrite par M. le professeur Dieulafoy (1).

« Cette tuberculose n'est ni granuleuse, ni ulcéreuse ; elle n'est point douloureuse ; elle peut rester ignorée jusqu'au jour où elle révèle sa présence par quelques troubles fonctionnels, d'apparence les plus bénins ; mais elle n'en est pas moins fort redoutable, car elle est parfois la porte d'entrée de la tuberculose généralisée et de la phtisie pulmonaire (obs. I, II, III, V, VII, etc.).

« Bon nombre de cas d'hypertrophies amygdaliennes et de végétations adénoïdes, considérées autrefois comme simples en apparence, ne sont autre chose qu'une forme larvée de tuberculose.

« Ainsi se trouvent expliquées les anciennes dénominations (qu'on trouve à chaque pas dans nos observations) de « tempérament lymphatique et scrofuleux » appliquées aux enfants, aux adolescents à grosses amygdales, à grosses végétations, dénominations qui sont, en somme, fort justifiées depuis que nous connaissons la prédilection du bacille tuberculeux pour les tissus lymphoïdes et depuis que nous savons que lymphatisme, scrofulose et tuberculose sont de même famille pathologique. » Plusieurs de nos observations ont trait à des sujets qui sont à la deuxième étape (2) de l'infection tuberculeuse, à l'étape ganglionnaire.

(1) DIEULAFOY. *Académie de médecine*, séance du 30 avril 1895.
(2) CHAUFFARD. Les étapes lymphatiques de l'infection. *Semaine médicale*, 4 juillet 1894.

« Tout sujet atteint d'adénopathies cervicales tuberculeuses descendantes ne deviendra pas fatalement phtisique ;
mais on ne peut jamais dire à quel moment cessera chez
lui la possibilité de le devenir » (obs. XXXV).

Quelques-unes sont arrivées à la dernière étape, l'étape
pulmonaire, et on peut suivre dans les observations la
marche décrite par M. le professeur Dieulafoy (obs. II,
V, IX, X, XII, XXXIV).

Donc, le terme de « scrofule » ne doit pas disparaître ;
c'est un terme clinique. La scrofule est une manière d'être
de la constitution ou, comme l'écrit M. Brissaud, « une condition particulière de l'organisme due à un trouble général
des fonctions de la nutrition ». Le principal symptôme est
certainement la dilatation du système lymphatique. Ce qui
caractérise le scrofuleux au point de vue clinique, c'est, d'une
part, sa prédisposition aux infections cutanées, muqueuses
et ganglionnaires et, d'autre part, sa facilité à contracter la
tuberculose, mais une tuberculose spéciale (la phtisie torpide
de M. Ferrand). Les dermatoses sont toujours fortement
suintantes ; l'allure spéciale des rhinites, otites, etc. tient
surtout au terrain (souvent hérédo-tuberculeux).

Le scrofuleux type a un facies bouffi, la lèvre supérieure
œdématiée, les extrémités refroidies, des engelures ; autour
du nez et des oreilles, un eczéma suintant ; des adénopathies correspondant aux amygdales hypertrophiées, aux
végétations adénoïdes ; un catarrhe chronique pharyngé, etc.
« On naît scrofuleux, on devient tuberculeux ». (Landouzy.)
« Le scrofuleux devient phtisique sans réaction marquée et
très lentement ». (Scrofule, par M. Aviragnet, in *Traité*
de Grancher.)

CHAPITRE IV

Évolution de la tuberculose au sanatorium
d'Argelès.

Une fois admises, ces petites filles vivent, nous l'avons
vu, de la façon la plus hygiénique possible : le sommeil,
sans être très largement mesuré, y est suffisant ; le régime
alimentaire est assuré par quatre repas, dont deux solides ;
néanmoins, pas de suralimentation. La journée est par-
tagée entre divers travaux dont la plupart se font en
plein air.

Dans ce chapitre, nous allons suivre l'évolution de leur
état général et de leurs lésions locales. Nous y verrons en
quoi consiste le traitement, avant tout hygiénique, et, enfin,
nous terminerons par un court exposé des accidents qui se
sont produits malgré ces soins et ce traitement.

Ces enfants ont été admises entre les âges de 5 et 12 ans.
Nous devons dire tout d'abord que celles qui en ont le
plus bénéficié sont celles qui ont séjourné davantage dans
l'asile et surtout celles qui y sont entrées plus jeunes.

L'âge qui nous a paru le plus favorable est compris
entre 6 et 9 ans.

Obs. III : Admise à 9 ans. L'état général a été rétabli complètement en un an et demi et s'est toujours maintenu depuis lors. Les

accidents locaux ont été peu importants pendant tout son séjour.

Obs. IV : Entrée à 8 ans. La santé générale a été recouvrée au bout d'un an et demi et s'est maintenue depuis. Les accidents locaux, légers, ont consisté surtout en adénites et en douleurs abdominales. La toux n'a jamais reparu.

Obs. VII : Entrée à 5 ans. La guérison s'est faite rapidement et a tenu depuis solidement. L'amélioration a commencé au bout de quatre mois et a été complète au bout d'un an. Les accidents au cours du séjour ont été sans gravité.

Obs. XI : Entrée à 8 ans. Amélioration au bout d'un an. Malgré une broncho-pneumonie sérieuse, survenue au bout de deux ans de séjour, il ne s'est fait aucune poussée nouvelle du côté des poumons. La guérison a été complète et s'est maintenue.

Obs. XIV : Entrée à 8 ans. Une coqueluche, survenue presque à son entrée, a guéri aussi rapidement que chez une enfant non tuberculeuse et n'a laissé aucune trace ; l'état général et local s'est amélioré rapidement, et sauf des épistaxis à répétition, s'est maintenu intact. La rougeole, suivie d'une angine, n'a pu réveiller la tuberculose latente. L'année de la sortie, une grippe a eu une plus fâcheuse influence et semble avoir amené une poussée qui a d'ailleurs guéri sans laisser de traces appréciables.

Obs. XVI : Admission à 7 ans. Cessation de la toux au bout de trois mois. Une poussée légère deux ans après. La guérison se confirme néanmoins.

Obs. XIX : Entrée à 10 ans. L'état général et local se rétablit complètement dans la première année et se maintient depuis, malgré des infractions considérables à l'hygiène et du surmenage.

Obs. XX : Entrée à 8 ans. Dès la première année, amélioration qui a continué jusqu'à la sortie.

Obs. XXIII : Admise à 9 ans. Accidents légers pendant la croissance, qui n'ont jamais porté sur l'appareil broncho-pulmonaire. La santé se maintient depuis onze ans.

Bien que nées de parents phtisiques et présentant elles-mêmes des signes souvent fort accusés de tuberculose pulmonaire, toutes subissent dès leur arrivée à l'asile l'influence favorable de ce séjour et de ce régime, pourtant bien simple. L'amélioration précède souvent la première saison qu'elles vont faire à Cauterets. Loin de nous la pensée de dire que cette partie du traitement soit par là même inutile. Nous discuterons cette question un peu plus loin ; en attendant, donnons un souvenir à la mémoire de celui qui a voulu mettre à la portée des pauvres ces deux médicaments de luxe : le Midi et les Eaux thermales.

Quelle belle œuvre il y aurait encore à accomplir en fondant des hôpitaux dans celles de nos stations françaises qui en sont dépourvues !

Nous pouvons diviser en trois étapes les progrès de la guérison.

Première étape. — Retour de l'appétit et disparition de la toux.

Deuxième étape. — Reprise de la capacité de travail.

Troisième étape. — Disparition des signes stéthoscopiques.

D'une façon générale, les enfants dévorent plutôt qu'elles ne mangent à leur arrivée. L'air pur et vif qui tranche si complètement avec l'atmosphère confinée et nauséabonde où elles ont vécu toute leur première enfance, entassées dans des chambres étroites et non ventilées parce que le charbon coûte cher, tout contribue à développer en elles

les fonctions de l'estomac. Et c'est leur estomac qui sauf vera leurs poumons.

Pendant quelques jours la quantité d'aliments ingérés par les arrivantes est beaucoup plus forte que chez les acclimatées.

Puis cet appétit vorace des premiers jours s'apaise et diminue sensiblement pour reprendre ensuite son ascension ininterrompue cette fois. Au bout d'un temps variable de trois mois à un an, son degré est constitué pour chacune et la somme de l'alimentation dépasse finalement la quantité initiale.

En même temps que l'appétit revient chez les moyennes ou apparaît pour la première fois chez les petites, les forces augmentent, les promenades deviennent possibles et il se produit parfois une véritable résurrection.

Obs. XLVI : A son entrée l'enfant est dans un état cachectique avancé ; on a cru même la perdre pendant le trajet de Paris à Argelès. La toux est continuelle ; elle a les deux sommets atteints, des ganglions cervicaux. Diarrhée, fièvre, vomissements, sueurs nocturnes. Ventre gros et douloureux. Cet état a mis plusieurs années à s'améliorer. Ce n'est guère qu'au bout de 4 ans qu'on a pu commencer à espérer sa guérison. Il a été nécessaire d'aider l'action du climat par l'eau sulfureuse et l'huile de foie de morue, largement administrée. Aujourd'hui l'état général est complètement rétabli, les ganglions cervicaux ont disparu et la respiration est bien meilleure.

Pendant cette première période de la guérison, la toux diminue et arrive même à disparaître dans la plupart des cas (obs. I, III, IV, V, VIII, XIV, XVI, XVIII, XXII, XXIV, XXX, XXXI, XXXII, XXXIV, XXXV, XL).

Elle pourra reparaître dans la suite (obs. IV, V, VIII, XXX), mais le cas est rare. Un fait très curieux, c'est que cette disparition de la toux coïncide quelquefois avec les mois les plus froids de l'hiver.

Obs. XLI : M. A. V..., admise au mois de janvier, a cessé de tousser en février, en même temps que l'état général commençait à s'améliorer, alors que le thermomètre se tenait à une moyenne de 0°.

La deuxième étape, qui est franchie au bout de deux ans environ pour les petites et un peu plus tôt pour celles qui sont entrées plus grandes, est caractérisée par la possibilité de travailler : les petites qui n'exécutent pas de travaux manuels peuvent commencer à suivre l'école. La première année, quelques-unes ont des indispositions légères variant de 1 jour à 3 semaines, consistant en maux de tête, diminution d'appétit, puis l'accoutumance s'établit et au bout de peu de temps, aucune ne manque plus la classe. Il devient même difficile de distinguer les petites Parisiennes des écolières du pays.

Les jeunes filles admises vers 12 ans, commencent à pouvoir aider à la culture au bout d'un an et prennent part à tous les travaux communs au bout de deux ans. La couture est le travail auquel elles s'accoutument en dernier lieu. Il y a toujours un peu de fatigue au début et il faut veiller à leur procurer de fréquentes interruptions. Souvent vers l'âge de 16 ans, elles ont une crise de croissance à franchir, pendant laquelle elles se fatiguent au moindre labeur, surtout au soleil ; elles ont plus de peine à se lever le matin, à marcher, elles ont facilement des maux de tête, quelques troubles digestifs, exceptionnellement de la toux. Plus elles sont entrées jeunes, plus elles évitent facilement cette crise d'âge. Nous devons faire remarquer qu'il est bien rare que des jeunes filles, même normalement constituées, n'éprouvent pas de semblables accidents au moment

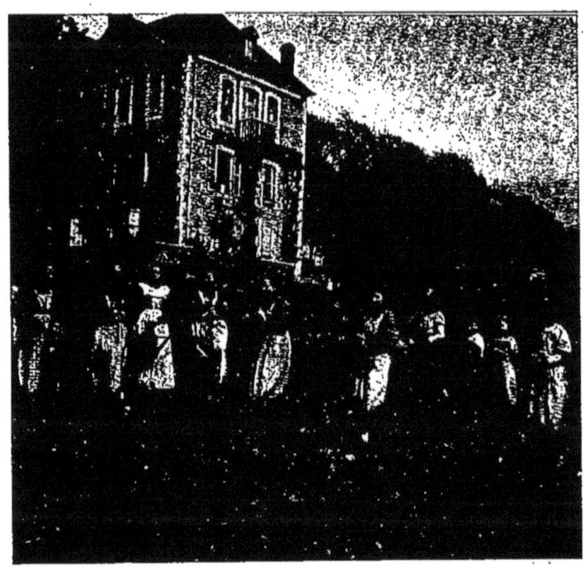

Les grandes au travail.

de la puberté. Il ne faudrait pas exiger, de nos tuberculeuses, plus de résistance.

Nous ferons tout à l'heure une réflexion analogue à propos du léger goitre qui se manifeste parfois à cette période critique chez toute jeune fille.

C'est l'établissement de la menstruation qui influe le plus sur cette période pour les grandes. En général, il n'y a pas toutefois de troubles graves.

Il est à remarquer que cette fonction s'établit beaucoup plus tard, chez nos malades, alors qu'à Paris les règles apparaissent de bonne heure. Ferrand donne ce fait sans commentaires. Peut-être pourrait-on y voir un phénomène d'acclimatement ?

Ou plus simplement, est-ce que la physiologie de leur organisme touché par la tuberculose aurait conservé des effets de l'infection, même après la guérison apparente de celle-ci ? On sait en effet que chez les tuberculeuses, la menstruation est tardive.

La troisième étape, atteinte beaucoup plus tard, quelquefois seulement au moment de la sortie du sanatorium, est marquée par la disparition totale des signes stéthoscopiques. En parcourant nos observations, nous voyons qu'elle a été atteinte au bout de quinze ans (obs. VII), quatorze ans (obs. IX), dix ans (obs. XI), huit ans (obs. XIII et V), sept ans (obs. XV), six ans (obs. VI et VIII), un an (obs. XVIII).

Quelquefois il persiste indéfiniment un ou plusieurs signes, malgré l'absence de toux, des autres signes fonctionnels et au milieu d'une santé générale excellente. Du tissu cicatriciel s'est formé là qui demeure, comme demeurent les cicatrices indélébiles du cou, signatures des adénites guéries.

Si nous comparons cette évolution à celle observée à Villepinte, maison fondée à la même époque dans des proportions aussi modestes, qui a pris, sous l'énergique impulsion de son Comité, un développement bien plus considérable et dont les archives contiennent plus de 6,ooo observations presque toutes inédites, nous voyons que la marche de l'affection tuberculeuse est absolument parallèle et comparable.

Au bout de trois mois les malades ne toussent plus, ne crachent plus.

Pendant ces trois premiers mois, elles gagnent en général 2 kilogr. de poids.

Si elles n'ont pas gagné au moins 1 kilogr., le pronostic est des plus sombres; bien souvent alors, c'est qu'elles sont atteintes de cette forme maligne caractérisée par une pâleur extrême des tissus, par de la fièvre, par de la toux persistante avec peu ou pas d'expectoration et par de l'albumine dans les urines. Celles-là meurent fatalement, quelque peu avancées que soient les lésions pulmonaires. C'est à elles qu'il faut conserver cliniquement le nom de *consomptives*.

De Villepinte, elles sortent presque aussitôt qu'elles peuvent travailler, à moins qu'elles ne puissent être reçues dans une maison de convalescence à la campagne, et n'arrivent ainsi presque jamais au troisième stade, à la disparition de tout signe stéthoscopique.

Ces sortes de guérisons ont été appelées à juste titre : guérisons *économiques* (Romme) (1). Elles se maintiennent suffisamment, surtout si les malades viennent de temps à autre faire une cure de deux à trois mois. Une femme atteinte de phtisie au troisième degré a pu ainsi continuer à travailler pendant dix ans. Elle a non seulement prolongé son existence, mais cette prolongation a pu être utile. N'est-ce pas un but analogue que se proposent les chirur-

(1) Cf. G SERSIRON. Le travail du tuberculeux pauvre après trois mois de cure au sanatorium. *Presse médicale*, 3 février 1900.

giens dans certaines interventions pour tumeurs? A Villepinte également, les petites s'améliorent plus lentement qué
les grandes. Il faut arriver à 16 ans pour qu'elles aient
acquis leur complet équilibre fonctionnel. Mais si elle est
plus lente, l'amélioration est plus solide, le tempérament
est plus profondément modifié. La difficulté, là encore, ce
n'est pas de guérir les tuberculeux, mais de les maintenir
guéris. A Villepinte pas plus qu'à Argelès, on ne fait de
suralimentation, de gavage. L'essai en a été tenté loyale-
ment et systématiquement pendant une année : les estomacs
les plus robustes n'y résistaient pas pendant plus de trois
mois. Cependant la suralimentation était surveillée autant
qu'elle peut l'être dans un grand hôpital de 200 lits.

Nous croyons que la suralimentation est encore un
médicament de luxe, difficile à appliquer dans un sanatorium populaire. Elle doit être suivie au jour le jour par le
médecin qui diminue ou augmente les doses en tâtant la
susceptibilité de son malade. Elle doit être, en un mot,
pratiquée comme le prescrit M. le professeur Grancher. Il
faudrait donc un médecin à demeure, constamment attaché
à un petit groupe de malades, ce qui augmenterait sin-
gulièrement les frais généraux. Le grand obstacle à la
suralimentation a été, à Villepinte, l'albuminurie, après
laquelle survenait la diarrhée, puis la maladie prenait une
allure foudroyante.

Comme l'hôpital est ouvert à des malades très gravement
atteintes, il s'y fait une thérapeutique plus agissante qu'à
Argelès. Les malades sont fort souvent des adultes sur
lesquelles la thérapeutique a plus de prise. La méthode suivie
est éclectique, conforme aux indications de la clinique. Et

vraiment on aurait tort de la mépriser quand chaque année de si brillants résultats viennent proclamer son efficacité. Notre intention n'étant pas de décrire cet établissement intéressant, nous ne saurions entrer dans de plus amples détails à son sujet. On trouvera tous les renseignements dans les comptes rendus annuels, et à Villepinte même où les médecins reçoivent toujours le meilleur accueil. Il est cependant une remarque que nous voulons glisser en passant : cette maison est la seule en France qui ait pour origine à sa fondation une caisse de secours mutuels ; en Allemagne, au contraire, ce sont les caisses pour l'invalidité, etc., qui ont ouvert les premiers sanatoriums populaires.

En quoi consiste le traitement suivi à Argelès ? Nous ne cesserons de répéter qu'il est avant tout hygiénique et qu'il réside tout entier dans le genre de vie qu'y mènent les malades, si différent de celui qui l'a précédé. Puisqu'il s'agit de refaire une constitution, « le médecin doit se souvenir qu'à une maladie à marche chronique, il faut opposer des remèdes à action prolongée » (Graves).

Nous avons décrit dans tous ses détails cette vie large et saine dans le chapitre II ; il est donc inutile d'y insister. Revenons un peu seulement sur l'alimentation, qui est surtout végétale.

Qu'on nous permette cette réflexion peut-être un peu triviale, mais qui ressort d'expériences faites par divers auteurs : « Les carnivores deviennent aussi bien tuberculeux que les herbivores, et certains herbivores ne le deviennent equ bienrarement, le cheval, par exemple » (Strauss).

Ce serait donc beaucoup plus le genre de vie que l'alimentation qui influerait sur les prédispositions. Aussi, il est exceptionnel que les animaux sauvages vivant en pleine liberté, deviennent tuberculeux.

Alors que les animaux de laboratoire, condamnés au séjour de cages étroites et sombres, contractent très rapidement la maladie, les gorilles de l'Ogooué ne deviennent jamais phtisiques dans la forêt; mais, chose curieuse, le bord de la mer leur est pernicieux. Nous ne voulons pas entamer une discussion théorique sur l'utilité de l'alimentation carnée, qui nous entraînerait trop loin. Cette utilité n'est, croyons-nous, niée par personne ; elle est même trop vantée par quelques auteurs qui ne redoutent peut-être pas assez l'albuminurie. Nous voulons seulement nous borner à constater qu'au sanatorium d'Argelès la cure a été aussi facile et aussi solide avec une alimentation très végétarienne qui a permis de fournir aux malades une grande abondance de plats à peu de frais. La cuisine ne distribue que de la viande de boucherie rôtie une fois par jour, bouillie ou en sauce très simple et sans déchets d'aucune sorte à l'autre repas. Jamais le menu ne comporte de viande de porc; parfois du lapin ou de la volaille, mais rarement. Au sanatorium de Saint-Pol-sur-Mer (Nord), les enfants ne reçoivent de viande qu'une fois par jour. Du bouillon aux pâtes, des soupes aux légumes surtout farineux : haricots, pois, lentilles, des salades cuites, épinards, choux complètent les repas. Quelques-unes des convalescentes qui travaillent au potager prennent le matin une tasse de café noir léger.

De temps à autre il y a une distribution de chocolat au lait. Jamais à l'ordinaire ne figure de dessert proprement dit: Les jours de fête, des confitures, des pruneaux le représentent. La quantité de sucre consommée est assez considérable, ce qui n'est pas étonnant si l'on admet que le sucre fournit un combustible au travail musculaire. Les

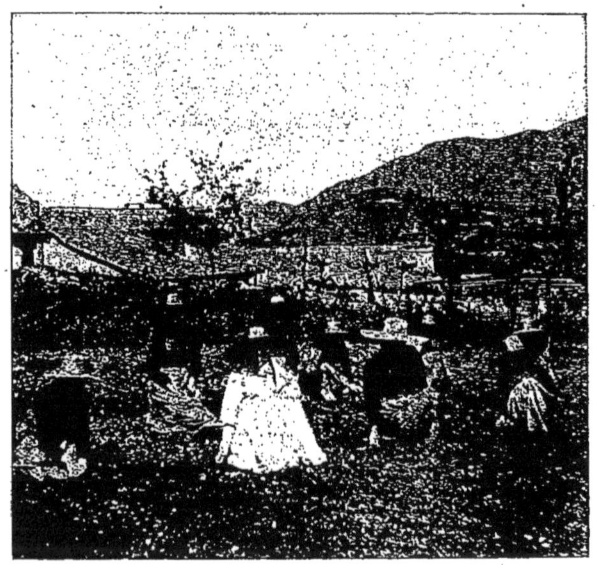

Le travail au soleil.

fruits crus ne sont pas bannis : pommes, poires, prunes, etc... du verger terminent le repas de midi. Des oranges les remplacent l'hiver au même repas. La régularité de la vie, les promenades et le travail au grand air collaborent à l'heureux effet de cette très simple alimentation. Nous avons constaté que l'exécution en est très soignée et qu'il n'y entre ni raclures de cuisine, ni graisses plus ou moins avariées, ni mets épicés. Ce qui contribue le plus peut-être à dégoûter le phtisique hospitalisé de la nourriture, c'est son aspect repoussant et la promiscuité qui règne sur son lit entre sa portion refroidie, le crachoir, l'urinal et les pièces de pansement, toutes choses qui ont été si bien décrites par M. le professeur Grancher.

Si quelqu'une est particulièrement sensible au soleil, les premières fois qu'elle travaille au jardin sous ses rayons, elle a un accès de fièvre malgré le grand chapeau protecteur; mais cette fièvre cesse le soir même, le sommeil n'en est pas troublé.

Les sueurs nocturnes sont rares et le lendemain, les malades sont complètement rétablies. La toux n'a pas augmenté après le travail. Aucune jeune fille n'a été mise au régime de la chaise longue et de la petite cabane protectrice. D'ailleurs à Villepinte la chaise longue a été aussi abandonnée. Tant que les malades ont de la fièvre ou qu'elles sont trop faibles, elles restent au lit et y font leur cure d'air, ce qui est, somme toute, aussi bon que de les surcharger de couvertures, manteaux, fourrures, etc... comme à Davos par exemple.

La plupart des pensionnaires du sanatorium d'Argelès suivent d'ailleurs, au moins pendant l'hiver, un traitement médical dont l'huile de foie de morue et l'arsenic à l'intérieur, la teinture d'iode à l'extérieur forment la base. Dans nos observations, nous n'avons pas noté en détail les prescriptions du traitement. Nous l'avons rappelé sommairement dans quelques-unes d'entre elles (I à VI). Au fur et à mesure que l'expérience se confirmait et que l'action prédominante du climat se démontrait de plus en plus, les médicaments ont diminué d'importance.

Parmi ceux-ci, c'est évidemment l'huile de foie de

morue administrée à dose suffisante qui a donné les meilleurs résultats. La fraîcheur des matinées et l'action excitante du climat font qu'elle est très bien supportée.

Quelques-unes des pensionnaires sont, l'été, dirigées sur Cauterets où M. le Dr Sénac-Lagrange leur fait suivre une cure. Nous discuterons tout à l'heure l'utilité de ce traitement thermo-minéral qui fut encore une généreuse innovation des fondateurs.

Les Compagnies de Cauterets et d'Argelès leur offrent bénévolement leurs eaux (1). Elles trouvent à Cauterets une maison hospitalière qui les reçoit à des conditions très douces. (DUHOURCAU.)

Ce traitement thermal a été utile, dans la plupart des cas, à remonter leur état général ; il n'a eu aucune influence spécifique sur leur état local. Chez celles qui n'ont pas suivi de traitement thermal, les résultats ont été aussi bons et aussi rapides. Enfin il a produit des phénomènes d'excitation chez quelques-unes (obs. XIV).

Néanmoins nous pouvons considérer ces séjours à Cauterets, du moment qu'ils n'augmentent pas les frais généraux d'une manière sensible, comme une chose utile à trois points de vue :

Premièrement : influence salutaire des eaux sulfureuses sur l'état général ;

Deuxièmement : avantages pour la respiration comme pour le bien-être de s'élever dans la montagne au moment des fortes chaleurs de l'été : Cauterets s'étage de 932 à 1,000 mètres d'altitude ;

(1) Exemple que les autres Compagnies thermales pourraient suivre sans y perdre, pour le plus grand bien des malades pauvres.

Troisièmement : les malades sont, pendant cette saison, sous la surveillance continuelle d'un des médecins les plus dévoués à l'œuvre qui peut ainsi mieux les étudier et donner des indications pour l'hiver.

D'ailleurs M. Sénac soutient comme nous que l'effet des eaux dépend bien plus de la constitution des enfants que de leurs lésions. Il cherche à expliquer ce fait par le réveil de l'arthritisme et par les effets du métissage lympho-arthritique.

Nous ne le suivrons pas sur ce sujet qui lui est cher et qu'il a traité avec la compétence que lui donne sa longue pratique. Il met son expérience au service des malades du sanatorium d'Argelès et elles lui ont donné plus d'une fois l'occasion de constater que le médecin doit être surtout clinicien aux eaux comme en ville, comme à l'hôpital.

Nous avons, pour terminer ce chapitre, quelques accidents à enregistrer, les uns graves, ce sont heureusement les plus rares, les autres légers. Sur 4 décès survenus au sanatorium, nous devons tout d'abord faire remarquer qu'aucun n'a été causé par la tuberculose pulmonaire seule; aucune des enfants qui rentraient dans les conditions ordinaires d'admission, n'a succombé à cette affection. La malade qui fait le sujet de l'observation XXXVII, était dans un état de cachexie tellement avancée, qu'on n'était pas sûr qu'elle pût faire le voyage. Elle avait en outre une généralisation aux séreuses, et c'est au moins autant la péritonite qui l'a tuée que sa lésion pulmonaire au 3ᵉ degré. Une deuxième a succombé à une tuberculose intestinale (obs. XII) à forme typhoïde.

Les deux autres décès sont étrangers à la tuberculose.

La malade de l'obs. XXI, est morte du croup, dont il y avait quelques cas dans le pays en l'année 1885.

La malade de l'obs. XXXIII a succombé dans l'adynamie à une rechute de fièvre typhoïde, lors de l'épidémie de 1899, qui a touché trois autres enfants (obs. XXXV, XLIII, LI). Elle n'a eu aucune localisation broncho-pulmonaire.

Les accidents sans gravité ont été causés par des maladies intercurrentes, rougeole (obs. XIV), coqueluche (obs. XIV, XXII), laryngite (obs. VIII), angines aiguës (obs. XIV), broncho-pneumonie (obs. XI), fièvre typhoïde (obs. XXIV), qui ont guéri sans laisser de traces. Nous n'hésitons pas à déclarer que la guérison a été plus complète et le retour ad integrum plus rapide chez nos héréditaires élevées aux champs que chez la moyenne d'enfants normaux, mais habitant la ville.

Quelques-unes ont présenté une certaine irritation cardio-vasculaire, mais sans fièvre. Un plus grand nombre présente facilement de légères affections catarrhales, oculaires, nasales ou pharyngo-laryngées, qui doivent être rattachées à l'évolution de la tuberculose larvée des amygdales, sujette, on le sait, à de multiples rechutes avant d'aboutir à la guérison définitive.

Plusieurs ont présenté, à diverses reprises, de légers accidents de catarrhe intestinal, de la diarrhée. Peut-être faut-il attribuer cette tendance au régime un peu trop végétal et à l'usage des fruits crus ? Les eaux sulfureuses en boisson ont eu parfois un effet analogue (obs. II), 1882 : Après une saison à Cauterets, diarrhée ; en 1883-84-85 également. Obs. IV, 1882. Cure thermale : diarrhée, coliques. La diarrhée ne reparaît pas aux saisons suivantes.

Obs. VI : catarrhe intestinal presque à chaque saison. Obs. VII, 1881 : cure entravée par la diarrhée. Obs. X : diarrhée fréquente pendant les séjours à Cauterets, intestins d'ailleurs susceptibles en tout temps.

Un autre accident léger, qui a failli à une certaine époque entraver le développement de l'œuvre parce qu'on voulait y attacher trop d'importance, est constitué par l'hypertrophie, le plus souvent passagère, du corps thyroïde, hypertrophie plus appréciable au toucher qu'à la vue. Nous n'avons pu en trouver aucune qui fût arrivée à la période de goitre confirmé ; mais plusieurs ont le cou un peu gros (obs. IV, XVII).

Quelques-unes l'avaient en entrant (obs. XXII); d'autres l'ont vu s'accroître à Argelès. Parmi celles qui sont sorties, il a disparu depuis dans 25 cas et a persisté dans 3 autres. La pathogénie n'a pu en être éclaircie.

D'ailleurs cette affection diminue, comme fréquence et comme intensité, dans le département des Hautes-Pyrénées autrefois un des plus suspects. Nous croyons, avec M. Gandy, qu'avec l'amélioration des canalisations d'eau potable et une alimentation un peu plus azotée, il disparaîtra complètement.

L'attention avait été, croyons-nous, attirée sur ce point par la mauvaise réputation qu'ont en général les pays de montagnes et les vallées des Pyrénées en particulier. Outre que le corps thyroïde est normalement plus développé chez la femme que chez l'homme, ce léger degré de goitre pourrait facilement être retrouvé partout ailleurs dans les plaines comme dans les montagnes, à la campagne comme à la ville. Il y aurait là des dispositions individuelles et un vice de la nutrition à rattacher aux autres stigmates des lymphatiques, puisque la thyroïde est aussi un organe lymphoïde.

L'influence de l'eau et du climat est au moins aussi hypothétique. Il n'y a, pour se convaincre de la fréquence du goitre, qu'à examiner, à une consultation d'hôpital par exemple, toutes les jeunes filles pauvres qui sont voisines de l'âge de la puberté. Trop souvent leur alimentation est détestable et leur nutrition se fait mal ; aussi cette légère grosseur du cou est loin d'être rare parmi elles.

CHAPITRE V

Résultats éloignés.

Les résultats consécutifs de ce séjour bienfaisant ont
justifié les espérances des fondateurs qui ont voulu faire
de ces malades des femmes fortes, capables de gagner
honorablement leur vie et y ont réussi. Les guérisons ont
été solides et durables, les accidents rares et souvent
étrangers à la tuberculose. Presque toutes celles qui sont
sorties ont pu être placées aussitôt dans diverses professions : Pasc. T. (obs. I), domestique dans le pays, ainsi
que Z. P. (obs. III), Léo. P. (obs. IV). El. D. (obs. V)
est revenue à Paris et travaille dans une usine de confiserie ; M. F. (obs. VII), placée d'abord dans une ferme du
Nivernais, est rentrée à Paris; J. V. (obs. VIII), placée
d'abord à Narbonne, puis infirmière à Pau; Jos. F.
(obs. IX) est placée à Saint-Denis. Ad. D. (obs. XI),
d'abord placée dans la culture, aux environs de Paris,
puis mariée, a suivi son mari en Amérique. B. B.
(obs. XIII), placée en Seine-et-Oise. An. B. (obs. XIV)
fait le service de vingt personnes dans un château des
Hautes-Pyrénées. M. J. P. (obs. XVI) est employée de
commerce dans une petite ville du même pays. M. S.
(obs. XIX) a d'abord été sans profession, manquant de
tout, puis infirmière à Tenon, dans un service de méde-

cine encombré de tuberculeux ; elle a fait ensuite les gardes de nuit pendant un an à Bichat. Lo. G. (obs. XXIV), concierge à Paris. Lé. G. (obs. XXVI), lingère à Versailles.

La plupart auraient été en état de sortir plus tôt, en

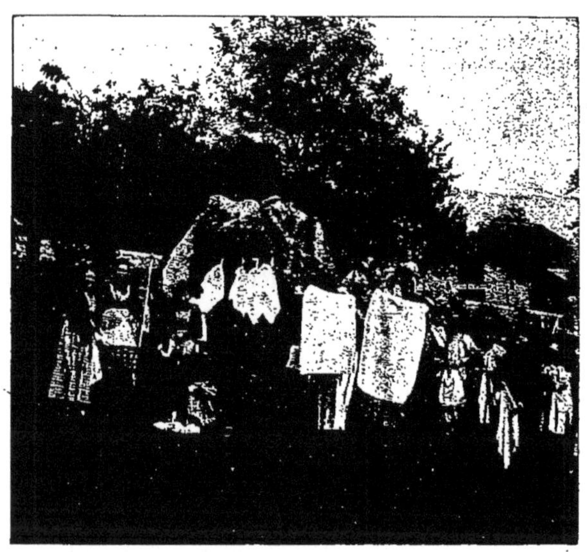

L'étendage de la lessive.

moyenne, d'après nous, à l'âge de 18 ans, si ce n'était la question économique, simplifiée par les services qu'elles rendent à cet âge, à l'œuvre qui les a élevées. Elles sont donc, à 21 ans, parfaitement en état de gagner leur vie sans danger pour leur santé.

Par contre, il serait utile au bout de quelques années de recevoir dans une maison analogue pendant deux ou trois mois, celles que les vicissitudes de la vie ou le travail ont trop éprouvées.

Celles mêmes dont les signes stéthoscopiques n'ont pas entièrement disparu, jouissent néanmoins d'un bon état général qui leur permet de mener la vie ordinaire et de suffire à quelques travaux sans fatigue.

Obs. XIV : A. B... a évidemment gardé quelques signes stéthoscopiques (augmentation des vibrations thoraciques à droite, submatité légère). Malgré un service très pénible et peu d'heures de sommeil, elle n'est point fatiguée ; son embonpoint est normal, elle ne tousse pas.

Obs. XXVI : Lé. G... a conservé un peu de submatité à droite et en arrière ; malgré cela, elle ne tousse jamais, sa santé générale est bonne et elle peut coudre toute la journée sans être plus fatiguée qu'une autre ouvrière.

Au point de vue de la solidité des guérisons, nous devons faire une distinction entre celles qui ont été placées à la campagne et celles qui ont été placées en ville, surtout à Paris. Là encore, la sagacité des fondateurs avait prévu ce qui arrive aujourd'hui pour tous les sanatoriums (Ormesson, par exemple) : la nécessité de placer les malades après leur guérison dans les meilleures conditions pour rester guéris, tout en les mettant à même de se suffire à eux-mêmes.

Ce qui implique les maisons de convalescence et les œuvres de placement.

Un sanatorium est, en effet, un organisme des plus complexes : si les malades qu'il reçoit sont des adultes, il faut, pendant la longue période que dure leur traitement, qu'une œuvre complémentaire assure des secours à leur famille privée des fruits de leur travail ; si c'est un enfant, il faut que l'œuvre l'empêche de retomber dans la misère d'où elle l'a tiré et, pour cela, qu'elle le transplante à la campagne. Nous croyons que des maisons peu importantes, dans le genre de celle d'Argelès, pourraient contribuer au repeuplement des campagnes dont la population diminue chaque jour.

Des sanatoriums de garçons, surtout, pourraient rendre de grands services à ce point de vue.

Celles de nos jeunes filles qui ont été placées à la campagne ont conservé la santé (obs. IV, VII, VIII, XI, XIII, XIV, XVI, XX).

Un fait qui semble assez paradoxal, mais qui montre combien les guérisons sont solides, c'est que les anciennes malades rentrées en ville ont aussi conservé une santé satisfaisante, quelquefois très bonne.

Nous mettrons à part celles qui ont fait de véritables défis à l'hygiène ou dont la résistance a été amoindrie par des maladies intercurrentes (obs. X). Voici quelques exemples :

Obs. III : Placée d'abord trois ans à la campagne, est ensuite revenue à Paris. Elle se porte bien.

Obs. V : Revenue à Paris, ouvrière d'usine. Bonne santé.

Obs. VII : Mariée à Paris. Bien portante.

Obs. VIII : Infirmière à l'hôpital de Pau ; bonne santé générale. Seulement des crises nerveuses étrangères à la tuberculose.

Obs. IX : Placée à Saint-Denis. Service modéré. Santé moyenne.

Obs. X : Très forte à la sortie ; revenue à Paris, fatiguée par des accouchements répétés, l'allaitement, un érysipèle, une métrite et une salpingite suppurée, qui l'ont obligée à plusieurs séjours à l'hôpital dans de mauvaises conditions hygiéniques.

Obs. XVII : Habite Ménilmontant. Guérison maintenue.

Obs. XVIII : Habite le quartier de la Gare à Paris. Bien portante.

Obs. XIX : Entrée dans le personnel hospitalier de Paris. Santé parfaite, etc...

Plusieurs ont pu se marier et la maternité n'a pas produit d'effet nuisible sur la santé de celles qui déjà ont des enfants (excepté pour l'obs. X). L'expérience est trop récente pour qu'on puisse dire ce que seront leurs enfants, car il faudrait tenir compte de plusieurs circonstances (misère, état de santé du père, etc...) qui sont d'une appréciation bien difficile. Tout ce que nous pouvons constater dès à présent, c'est que ces héréditaires sont en état d'avoir des enfants dans des conditions normales et que leurs enfants en sont, pas plus qu'elles, voués fatalement à la tuberculose.

La vie commune n'a pas toujours été reprise sans accidents. Après la sortie comme au sanatorium, les plus rares ont été les accidents broncho-pulmonaires.

Obs. X : Tousse tous les hivers; quelques hémoptysies. Amaigrissement.

Obs. XIV : A toussé trois fois l'hiver pendant quelques jours, à la suite de l'épidémie de grippe de 1890.

Obs. XXII : A toussé à la suite de la fièvre typhoïde pendant un mois.

Plus fréquents sont ceux liés à la tuberculose larvée du pharynx et des amygdales, si tenace dans ses suites éloignées : angines, granulations, ganglions cervicaux se sont parfois reproduits.

Obs. IX : Adénite cervicale persistante.

Obs. XXVI : Angine chronique de nature douteuse (?). Les amygdales et le voile du palais restent rouges et villeux. Pas de ganglions.

Obs. XXVII : A gardé son aspect lymphatique. Grasse, un peu pâle. Ozène. Toux pharyngienne. Voix couverte. Ganglions.

Sur 23 femmes sorties depuis dix ans, il ne s'est produit qu'un seul décès (obs. I), survenu rapidement au milieu d'une santé complètement reconquise : crise d'épilepsie jacksonnienne ou intoxication ? Le diagnostic n'a pu être fait. Aucune donc n'est morte de tuberculose pulmonaire ou ganglionnaire.

Les maladies diverses observées après la sortie ont été des rhumatismes (obs. VII), des crises d'épilepsie (?) (obs. VIII), des douleurs gastriques (obs. IX, XVI, XIX, XXII), un érysipèle (obs. X), de la métrite avec salpingite (obs. X), une grippe (obs. XIV, XIX), une crise hystérique (obs. XIV), de la dilatation d'estomac (obs. XV), une angine aiguë (obs. XIX), des troubles de la menstruation (obs. XXII, XXV).

Le professeur Fonssagrives a publié dans un grand journal, sur l'asile d'Argelès, une note dans laquelle on lit ces mots : « L'idée est donc passée dans la pratique et peut maintenant être jugée. Elle est excellente autant que généreuse ; mais l'œuvre qu'elle a créée, comprimée par l'exiguïté de ses ressources, ne peut prendre le développement auquel elle est certainement appelée... et elle ne peut, dans ces conditions, et encore avec la plus grande parcimonie, entretenir que vingt jeunes filles (aujourd'hui 27). C'était assez avant que l'expérience eût prononcé ; c'est peu de chose en présence du résultat à atteindre. »

OBSERVATIONS

Obs. I. — *Pasc. T...*, *admise à 8 ans, en 1877.*

Antécédents héréditaires. — Père tousse un peu. Marié deux fois : 2 enfants du premier lit, dont une bacillaire. Mère avait eu 5 enfants d'un premier lit, dont 3 sont morts de 4 à 8 ans.

Elle a eu de son union avec le père de l'enfant qui nous occupe 12 enfants, parmi lesquels il n'a survécu que celle-ci et une sœur plus jeune. Elle en avait élevé 9 dont 7 sont morts, 2 du croup, 2 de méningite et 1 de tuberculose pulmonaire ; les autres étaient morts en bas âge. Elle est morte elle-même phtisique à 48 ans, après un an de maladie.

Antécédents personnels. — Blonde ; jamais de maladie caractérisée ; souvent enrhumée ; faiblesse générale, anémie.

Admise pour bronchite, on a commencé par l'envoyer à Cambo.

A son arrivée à Argelès (décembre 1877), elle est mince, anémique, nerveuse ; appétit médiocre, pas de diarrhée.

Respiration rude dans tout le poumon droit et particulièrement dans le sommet.

Traitement médical : Huile de foie de morue. Sirop de térébenthine et sirop antiscorbutique alternativement. Arséniate de soude. Badigeonnages de teinture d'iode sur le dos et emplâtres de poix de Bourgogne sur la poitrine.

Régime : Viande au moins une fois par jour. Poisson. Beaucoup d'exercice au grand air, surtout les jours de soleil.

Janvier 1878. Quelques jours de toux.

Janvier 1879. N'a pas encore toussé cet hiver.

Mars 1879. Un peu de toux au commencement de février. Badigeonnages de teinture d'iode.

Août 1879. Scrofulide à la tempe droite en très bonne voie de cicatrisation. Expiration prolongée au sommet droit. Cœur et vaisseaux : bruits de souffle anémique.

Janvier 1880. Ni toux, ni mal de gorge, malgré un hiver rigoureux.

Mars 1880. Pendant la fin de l'hiver, teint déplorable, « avait l'air agonisante ». Actuellement, elle est tout à fait changée : elle va bien et même a repris un certain embonpoint. Catarrhe nasal.

Été 1880. Eczéma impétigineux du nez très limité. Le catarrhe nasal a disparu. Otite gauche. Atonie des muqueuses. Respiration normale. Pas de toux. Pas de souffle vasculaire.

1881. Saison à Cauterets. Ne tousse plus. Bon état général.

1882. Saison à Cauterets. Un peu de surdité à gauche. Bon état général.

1883. Non menstruée encore, un peu maigre, mais bon état général.

Respiration inégale et diminuée dans la fosse sus-épineuse gauche.

1884. Saison à Cauterets. Palpitations cardiaques.

1885. Saison à Cauterets. Teint mat. Acné légère de la face, suffusion congestive. Sueurs des mains.

Non encore menstruée. Bon état général.

1888. Mains moites. Voix couverte parfois. Saison à Cauterets.

1889. Les sueurs locales ont presque disparu.

1890. Sortie bien portante. Placée dans le pays.

25 juin 1892. Mort dans les circonstances suivantes :

Elle avait eu ses règles quinze jours auparavant, normalement.

Le 24, elle n'avait rien présenté de particulier. Le soir, elle prit un bain de pieds ; vers le milieu de la nuit, elle fut prise de nausées. Le 25, au matin, on la trouva couchée dans le décubitus dorsal, la face congestionnée, turgescente et la langue tuméfiée hors de la bouche, coupée aux deux tiers de son épaisseur par les dents. Le Dr Laffont, de Pau, parvint à la réduire avec difficulté.

Il sonda la malade et trouva environ 2 litres et demi d'urine dans la vessie. Les membres étaient dans la résolution la plus complète. Anesthésie absolue, même en piquant la cornée. Pupilles très dilatées. Pouls à 130, mais régulier. Température : 37°,2. Respiration stertoreuse. Accumulation de mucosités bronchiques. Cœur rapide, mais régulier. Mort à 6 heures du soir.

Obs. II. — *Oct. F...*, *admise à 7 ans, en 1878.*

Antécédents héréditaires. — Père toujours maladif, mort phtisique quand l'enfant avait 3 ans.

Un frère, mort tout jeune de tuberculose.

Antécédents personnels. — Enfant très frêle. Ganglions cervicaux dès l'enfance. Pas d'autre maladie antérieure.

État à l'entrée : Anorexie habituelle. État catarrhal. Ganglions cervicaux. Diarrhée fréquente. Quelques craquements limités dans le sommet du poumon gauche en arrière. Submatité.

A passé un an à Cambo.

Traitement : Huile de foie de morue alternant avec sirop d'iodure de fer. Badigeonnages de teinture d'iode.

Mars 1879. Sommeil calme. Appétit excellent. Les ganglions diminuent de volume. Point de rhumes cet hiver.

Mai 1879. Suppuration de quelques ganglions. Un peu d'anorexie.

Août 1879. Belle apparence de santé. Développement normal de la poitrine. Respiration franche.

Janvier 1880. Appétit et santé soutenus.

Avril 1880. Engelures aux pieds. Ganglions presque imperceptibles ; teint frais, appétit toujours égal.

1881. Adénite cervicale en bon état. Appétit plus modéré que les autres. Pâleur et atonie des tissus.

1882. Saison à Cauterets. Palpitations cardiaques, diarrhée fréquente.

1883. Légère diminution du murmure vésiculaire sous la clavicule droite; peu d'embonpoint.

Saison à Cauterets. Atonie des fonctions digestives.

1884. Saison à Cauterets. Teint mat. Assez bon état général. Battements cardiaques forts et lents.

1885. Saison à Cauterets. Quelques légers troubles digestifs. Palpitations.

1886. Dysménorrhée.

1887. Un peu d'hypertrophie du corps thyroïde; nerveuse.

Retirée avant l'âge à Paris, elle n'a pu être suivie plus longtemps.

Obs. III. — *Z. P..., admise à 9 ans, en 1878.*

Antécédents héréditaires. — Mère morte phtisique après son 16e accouchement. Il reste 8 enfants. Un mort phtisique à 22 ans.

Antécédents personnels. — L'enfant est la 15e, avait 2 ans au moment de la mort de sa mère et vivait avec elle. Convulsions dans la première enfance. Strabisme. Éruption généralisée d'eczéma.

Première année à Cambo.

État à l'entrée à Argelès : Bronchite catarrhale à râles ronflants, avec prédominance vers les sommets, dans lesquels on entend en outre quelques craquements.

Traitement : Huile de foie de morue, alternant avec granules d'acide arsénieux.

Juillet 1879. Pas de rhume l'hiver. Saillie rachitique du sternum. Rien à l'auscultation.

Mars 1880. Santé bonne.

Juillet 1880. Saison à Cauterets. Lymphatique. Développement normal du thorax. Rhinite chronique (?) améliorée par l'eau sulfureuse.

1882. Saison à Cauterets. Teint frais. Catarrhe nasal, Acné.

1883. Respiration un peu inégale, toux grasse fréquente,

embonpoint moyen. Menstruation facile. Catarrhe nasal. Saison à Cauterets.

1884. Catarrhe nasal. Névralgies intercostales. Saison à Cauterets.

1885. Névralgies lombaires. Saison à Cauterets.

1886. Quelques douleurs abdominales, améliorées à Cauterets.

Sortie à 21 ans, placée domestique à Argelès. Revenue à 24 ans à Paris.

A un enfant. Bonne santé.

Obs. IV. — *Léo. P..., admise à 8 ans, en 1878.*

Antécédents héréditaires. — (Voir obs. III.)

Antécédents personnels. — Aucune maladie antérieure. Quelques mois à Cambo.

État à l'entrée : Blonde. Sueurs abondantes de la tête pendant la nuit. Bronchite catarrhale peu intense. Rudesse respiratoire au sommet gauche. Quelques craquements au sommet droit et en arrière.

Traitement : Badigeonnages de teinture d'iode, huile de foie de morue.

Mars 1879. Disparition des sueurs nocturnes.

Juillet 1879. Évolution de la seconde dentition. Thorax étroit. Rien à l'auscultation.

Janvier 1880. Amélioration considérable de l'état général.

Mars 1880. Santé assez bonne. Les sueurs nocturnes n'ont pas reparu.

Été 1880. Respiration bronchique à droite.

1882. Saison à Cauterets. Strume légère. Entrailles susceptibles, diarrhée, coliques. Battements cardiaques forts.

1883. Non menstruée. Embonpoint ordinaire. Pas de coliques cette année. Respiration granuleuse et irrégulière, diminuée sous la clavicule droite. Saison à Cauterets. Eczéma sur la poitrine après la cure.

1884. Cicatrice d'adénite sous-maxillaire droite. Diarrhée fréquente.

1885. Bon état général. Teint coloré. Quelques palpitations cardiaques. Saison à Cauterets.

1886. Quelques coliques sèches.

1887. État satisfaisant.

1890. Trace d'adénite cervicale. Force physique notable. Léger goitre.

1892. Placée comme domestique dans la région. Bonne santé maintenue depuis lors.

Obs. V. — *El. D...*, *admise à 12 ans, en 1878.*

Antécédents héréditaires. — Père et mère morts phtisiques, quand elle avait 2 ans. Habitait avec eux.

Antécédents personnels. — Soignée à l'hôpital Sainte-Eugénie et à Forges pendant quatre ans.

A perdu l'usage de l'œil droit. Dure d'oreille.

A passé quelques mois à Cambo.

État à l'entrée : Grande faiblesse de constitution. Intelligence bornée. Tempérament lymphatique, pâleur des téguments.

Diminution du murmure vésiculaire dans la fosse sus-épineuse droite, avec quelques frottements et craquements au même point.

Traitement : Huile de foie de morue alternée avec granules d'arséniate de soude. Teinture d'iode sur l'épaule droite.

Mars 1879. Ne souffre pas du cœur et du côté comme les premiers jours. N'a pas toussé de l'hiver.

Juillet 1879. Développement physique et intellectuel.

Août 1879. Très grande pour son âge. Bruit de souffle anémique. Légers craquements à la fosse sus-épineuse droite.

Janvier 1880. Santé excellente. Surdité très améliorée.

Avril 1880. La croissance s'effectue sans fatigue.

1881. Saison à Cauterets. État général bien meilleur.

Été 1882. Saison à Cauterets.

Octobre 1882. État de santé un peu moins bon. Toux fréquente, appétit conservé.

Disparition des règles depuis deux mois.

Janvier 1883. Réapparition des règles. Toux arrêtée.

Été 1883. Un peu maigre. Bon état général, règles normales. Rudesse et frottements limités à la fosse sus-épineuse droite. Respiration diminuée au sommet gauche. Granulations du pharynx. Continue à aller à Cauterets.

Novembre 1883. Nouvelle interruption des règles depuis deux mois.

Hiver 1884. Un petit abcès. Cicatrisation spontanée.

Été 1884. Saison à Cauterets.

1885. La pharyngo-laryngite reparaît encore par le temps froid. Très bon état général. Saison à Cauterets.

1886. Voix couverte le matin. Légère fluxion menstruelle.

1887. Catarrhe nasal et de la trompe d'Eustache. Bon état général. Un peu de goitre.

Sortie à 21 ans.

1892. Retour à Paris. Bonne santé confirmée, bien que travaillant dans une maison de confiserie à la fabrication des marrons glacés. Passage des mains du sirop bouillant dans la glace.

Obs. VI. — *Arm. C...*, *admise à 10 ans, en 1879.*

Antécédents héréditaires. — Mère morte depuis peu, après cinq ou six ans de maladie et trois mois de lit; 3 frères et sœurs morts de 3 mois à 2 ans ; il en reste 5.

Antécédents personnels. — Quelques accidents cérébraux (?) Blépharite chronique. N'a cessé de tousser cet hiver.

État à l'entrée : Misère physiologique, peu intelligente. Matité du sommet droit en arrière, quelques craquements sous les deux clavicules.

Traitement : Eau de goudron. Un peu d'eau de la source César, à Cauterets.

Juillet 1879. Développement très attardé. Taille petite. Émaciation extrême. Rien à l'auscultation.

Léger bruit de souffle anémique.

Mars 1880. État satisfaisant. Croissance lente. Disparition de l'amaigrissement.

1882. Impétigo du menton. Diarrhée fréquente. Appétit irrégulier. Saison à Cauterets.

1883. Non encore réglée. Bon état général. Un peu d'embonpoint. Diminution du murmure vésiculaire sous la clavicule droite. Saison à Cauterets.

1884. Saison à Cauterets. Pâleur. Catarrhe intestinal. Un peu d'essoufflement.

Novembre 1884. Premières règles.

1885. Tendance aux palpitations. Bon état général. Saison à Cauterets.

1886. Tendance à la diarrhée. Légère hypertrophie du corps thyroïde. Cure à Cauterets.

1888. Saison à Cauterets. Réaction congestive.

1889. Bon état général. Un peu de diarrhée. Saison à Cauterets.

Sortie à 21 ans, bien portante.

1892. Habite Poitiers. Bonne santé.

1900. État de santé satisfaisant.

Obs. VII. — *M. F..., admise à 5 ans, en 1879.*

Antécédents héréditaires. — Père mort phtisique à Läennec, à 44 ans.

Mère a eu une longue bronchite, tousse toujours depuis.

Grand-père maternel mort phtisique. Tante maternelle, également.

5 enfants : 1 mort d'accident, 1 de tuberculose pulmonaire à 3 ans.

Antécédents personnels. — Bronchite à 3 ans.

État à l'entrée : Blonde. Constitution moyenne. Eczéma des paupières.

Craquements humides, marqués surtout à droite et en arrière, plus légers à gauche ; ni sueurs, ni diarrhée.

Traitement : Eau de goudron. Eau de César. Petit vésicatoire au bras renouvelé tous les quinze jours.

Août 1879. Saison à Cauterets. Intelligence retardée. Maigreur. Diarrhée fréquente. Blépharite persistante, adénite cervicale ; peu de chose à l'auscultation.

Octobre 1879. Grande amélioration dans l'état général.

Mars 1880. Santé satisfaisante. Commence à engraisser. L'intelligence s'ouvre peu à peu. Blépharite persistante.

1881. Saison [à Cauterets. Cure entravée par la diarrhée. Catarrhe persistant des conjonctives.

1882. Saison à Cauterets. Tendance congestive. Bon état digestif.

1883. Maigre. Thorax normal. Incontinence nocturne d'urine.

Saison à Cauterets. Pâleur. Troubles gastriques.

1884. Conjonctivite. Rhinite. Encore un peu de catarrhe intestinal. Saison à Cauterets.

1885. Saison à Cauterets. Assez bon état général.

1886. État soutenu.

1889. Santé bonne.

1890. Réglée depuis un an. Forte. Quelques granulations pharyngées. Blépharites. Un peu d'hypertrophie du corps thyroïde. Pas de ganglions. Rien à l'auscultation, sauf un peu de rudesse au sommet gauche.

1894. Teint frais. Bon état général.

Sortie à 21 ans en bonne santé. Placée à la campagne dans la Nièvre.

1898. Retour à Paris. Rien aux poumons. Quelques rhumatismes.

Ons. VIII.—*J. V...,* admise à *13 ans, en 1879.*

Antécédents héréditaires. — Père inconnu.

Mère morte phtisique, quand l'enfant avait 10 ans.

Un frère mort en bas âge.

Antécédents personnels. — Rachitisme dans l'enfance. S'enrhume facilement.

État à l'entrée : Constitution délicate. Rachitisme. Tuberculose « peut-être trop avancée pour bien bénéficier du Midi Cependant, amélioration probable. » (Ferrand.)

Matité en arrière et à droite. Respiration obscure et granuleuse au sommet droit et un peu à gauche.

Traitement : Purement hygiénique. Un peu d'eau de la Raillère.

Juillet 1879. Déformation rachitique de la poitrine ; saillie du sternum. Développement de l'abdomen. Diarrhées fréquentes. Menaces de tuberculisation abdominale. Peu de chose à l'auscultation.

Février 1880. L'année dernière, elle avait complètement perdu la voix pendant l'hiver. Cette année, elle ne s'est pas enrhumée, malgré les froids rigoureux. A engraissé.

Mars 1880. Santé bonne. Plus de douleurs abdominales.

1880. Respiration à peu près normale; quelques troubles digestifs.

1881. Impétigo de la face. Catarrhe du nez. Diarrhées fréquentes. Saison à Cauterets.

Été 1882. Saison à Cauterets ; un peu de laryngo-trachéite.

Décembre 1882. Premières règles.

1883. Assez bon état général. Engraissement notable. Abdomen un peu développé. Dysménorrhée. A toussé de nouveau. Un peu de catarrhe laryngé. Rudesse et frottements limités à la fosse sus-épineuse gauche. Saison à Cauterets.

1884. Laryngo-trachéo-bronchite cet hiver. Catarrhe nasal. Voix un peu couverte. Diarrhées fréquentes. Quelques névralgies lombaires.

1885. Catarrhe intestinal. Règles peu abondantes et douloureuses. Acné. Saison à Cauterets. Un peu d'intolérance nerveuse.

1886. Voix facilement couverte. Saison à Cauterets. Sortie à 21 ans en bonne santé. Placée à Narbonne.

1890. Un peu anémique. Accidents de congestion ovarique à droite. Rien à l'auscultation.

1900. Infirmière à Pau. Aspect de santé, grasse, regard un peu étrange. A parfois toussé un peu l'hiver, jamais longtemps.

Appétit régulier, digestions faciles, quelquefois un peu de constipation. Urines claires, abondantes; quelques douleurs à la miction. Règles normales. Crises d'épilepsie (?) à la suite des règles.

Aucune maladie depuis sa sortie d'Argelès. Elle dit qu'elle se sentait un peu mieux après chaque saison de Cauterets. Elle a travaillé comme toute fille de son âge à partir de 12 ans. A eu une légère hypertrophie du corps thyroïde qui a disparu. Respiration et cœur normaux.

Obs. IX. — *Jos. T...*, *admise à 6 ans, en 1879.*

Antécédents héréditaires. — (Voir obs. I.)

Antécédents personnels. — 3 ans faible et malingre. Toux depuis l'enfance. Convulsions.

État à l'entrée : Anémie profonde, cheveux blond-châtain, lymphatique. Submatité du sommet droit en arrière avec diminution de la respiration et retentissement de la toux.

1880. Eczéma impétigineux, catarrhe de l'oreille droite, toux humide. Respiration bronchique.

1881. Otite gauche. Toux. Assez bon état général. Saison à Cauterets.

1882. Otite persistante. Diarrhée fréquente. Développement normal.

1883. Impétigo du menton et de l'oreille, otorrhée. Aspect strumeux. Tendance au catarrhe intestinal et bronchique. Saison à Cauterets. Crise nerveuse en novembre.

1884. Un peu maigre. Saison à Cauterets.

1885. Céphalalgie. Acné frontale. Rhume l'hiver. Saison à Cauterets.

1886. Acné faciale. Tendance congestive céphalique.

1887. Poussées acnéiques. Abcès dentaire. Fistule du maxillaire inférieur droit. Otite externe légère.

Métrorrhagie légère tous les quinze jours.

1888. Acné. Adénite cervicale suppurée et fistuleuse.

1889. Quelques céphalalgies.

1890. Petite pour son âge (16 ans), un peu apathique. Acné. Cicatrices d'adénite cervicale, avec fistules suintant encore l'hiver. Légère hypertrophie du corps thyroïde. Pas de granulations pharyngées. Auscultation : défaut d'ampleur de la respiration.

1893. Sortie à 20 ans. Assez maigre. Troubles gastriques. Adénite cervicale persistante. Pas de toux. Placée à Saint-Denis. Travail modéré.

Obs. X. — *Ad. C., admise à 6 ans, en 1880.*

Antécédents héréditaires. — Père mort phtisique à 26 ans. Mère bien portante.

5 enfants tous vivants, le dernier rachitique.

Antécédents personnels. — Troubles cérébraux (?) à 28 mois. Impétigo.

État à l'entrée : Enfant un peu strumeuse, brune. Impétigo du cuir chevelu. Tousse un peu.

Craquements secs aux deux sommets, surtout à droite. Respiration rude, râpeuse et entrecoupée dans la fosse sus-épineuse droite. Matité au même point.

1881. Intestins susceptibles et impressionnabilité au froid. Appétit satisfaisant. Cure à Cauterets dans de bonnes conditions.

1882. Teint frais. Adénite cervicale. Catarrhe intestinal.

1883. Impétigo du cuir chevelu. Embonpoint modéré. Diarrhée fréquente.

Quelques râles humides et bullaires dans le sommet droit. Craquements après la toux.

Saison à Cauterets.

1884. Cuir chevelu guéri. Diarrhée persistante.

Saison à Cauterets.

1885. Coliques et diarrhée assez souvent. Tendance à la congestion encéphalique. Cure à Cauterets sans accident.

1886. Bon état général. Légère intolérance intestinale.

1887. Dents striées. Cou gros.

1888-1889. Santé maintenue.

1890. Réglée cette année (16 ans). Herpès labial. Pas de ganglions, ni de granulations. Quelques craquements légers dans le sommet gauche, en arrière et en avant.

Retentissement de la toux en avant.

Sortie à 18 ans, en bonne santé. Force physique.

1900. Mariée à Paris depuis quatre ans. 3 enfants. Elle a nourri les deux premiers : très fatiguée par l'allaitement. L'aîné mort de méningite à 8 mois, le second très bel enfant, le troisième nourri au biberon, mort de méningite. Toujours malade depuis son mariage. Érysipèle il y a 5 ans.

Métrite et salpingite gauche depuis six mois. Restée deux mois à l'hôpital. En outre, céphalalgie ; tousse tous les hivers. Anorexie. Digestions difficiles ; vomissements et douleurs pelviennes au moment des règles (salpingite). Essoufflement, palpitation. Sueurs nocturnes. Hémoptysies.

Amaigrissement, mais teint coloré.

Respiration diminuée au sommet droit. Quelques craquements en arrière du même côté. Cœur rapide. Très nerveuse. Pas de goitre.

Obs. XI. — *Ad. D...*, *admise à 8 ans, en 1880.*

Antécédents héréditaires. — Père vivant. Sort de l'hôpital, soigné pour une pleurésie datant de deux ans.

Mère morte d'une tumeur.

7 enfants, dont 2 morts à 2 ans.

Antécédents personnels. — A eu la rougeole, il y a 3 mois.

État à l'entrée : Constitution moyenne, blonde, pâle. Tempérament nerveux.

Matité et diminution du murmure vésiculaire avec craquements dans la moitié supérieure du poumon gauche, face postérieure.

Respiration décomposée avec quelques craquements sous la clavicule gauche.

Traitement : Huile de foie de morue tout l'hiver. Granules d'arséniate de soude.

Peu après son arrivée, écoulement sanguin et glaireux par la vulve.

1880. Pâleur des tissus. Développement lent.

Mai 1881. Appétit régulier.

Été 1881. Saison à Cauterets. Tissus pâles. Tendance aux refroidissements. Écoulement génital diminue.

1882. Broncho-pneumonie sérieuse, à la suite de laquelle elle reste faible, malgré une saison à Cauterets.

1883. Éruption au cuir chevelu, probablement favus.

1884. État général bien meilleur. Prurigo des bras. Saison à Cauterets.

1885. Bon état général. Continue néanmoins à aller à Cauterets.

1886. Un peu de blépharite.

1888. Premières règles. Dysménorrhée.

1889. Atonie lymphatique. Laryngite. Respiration un peu obscure.

1890. Forte de développement. Un peu pâle. Troubles digestifs. Ni granulations, ni ganglions. Respiration peu ample. Léger souffle cardiaque.

Sortie à 21 ans, en bonne santé. Placée dans la culture aux environs de Paris. Mariée peu après, puis partie pour l'Amérique. Santé satisfaisante.

Obs. XII. — *J. Tr..., admise à 6 ans, en 1880.*

Antécédents héréditaires. — Père mort phtisique récemment, en dix-sept jours, cousin de la mère.

Sur 8 enfants, 4 sont morts de tuberculose ; un 5e de 18 mois est très malade.

Antécédents personnels. — Gourme dans l'enfance. Ganglions.

État à l'entrée : Enfant peu développée. Diarrhée fréquente. Induration, souffle et matité du tiers supérieur du poumon gauche. Quelques craquements au sommet droit. « Peut aller à Argelès. Est sur la limite de celles qui peuvent 'en bénéficier, à cause de l'étendue et de la gravité de son mal » (Ferrand).

1881. Catarrhe bronchique à répétition. Toux. Râles sibilants. Saison à Cauterets.

1882. Teint frais. Adénite cervicale suppurée. Diarrhées fréquentes. Sensibilité des bronches au froid.

1883. Adénite guérie. Maigreur, diarrhée fréquente. Tousse encore de temps en temps. Quelques craquements au sommet droit, en arrière.

Cure à Cauterets bien supportée.

1884. Impétigo des deux côtés du cou jusqu'aux clavicules. Toux. Peu de signes locaux. Respiration bronchique au sommet droit. Diarrhée fréquente.

1885. La malade est prise au mois de juin d'accidents à forme typhoïde qui s'atténuent en même temps qu'apparaît une entérite tuberculeuse avec cachexie extrême qui dure deux mois et se termine par la mort.

Obs. XIII. — *B. B..., admise à 10 ans, en 1881.*

Antécédents héréditaires. — Père mort cachectique (?).
Mère morte phtisique.
7 enfants.

Antécédents personnels. — Douleurs au côté gauche de la poitrine. Engelures. Rhumes fréquents. Faiblesses le matin au réveil.

État à l'entrée : Brune ; constitution assez bonne d'apparence, bien que présentant une mollesse générale des tissus.

Respiration diminuée dans le sommet gauche en arrière. Quelques craquements de ce même côté.

Rien au cœur.

1881. Catarrhe nasal amélioré à Cauterets.

1882. Catarrhe nasal. Palpitations. Une syncope pendant sa cure à Cauterets.

1883. Embonpoint suffisant. Non menstruée. Respiration un peu inégale.

1884. Acné de la face. Eczéma impétigineux du cuir chevelu. Sujette aux syncopes et aux palpitations. Catarrhe nasal amélioré par la cure thermale.

1885. Adénite cervicale à droite. Quelques névralgies scapulaires. Peu de chose aux bronches. Premières règles.

1886. Troubles dyspeptiques. Palpitations. Règles tous les 15 jours.

1887. Un peu de goitre.

1888. Aménorrhée. Sujette aux refroidissements.

État général satisfaisant.

1889. Encore un peu de dyspepsie.

1890 (19 ans). Légère cyphose. Corset prescrit. Granulations pharyngées à peu près nulles. Ganglions disparus. Cou un peu fort, mais pas de goitre. Quelques flatulences. Rien à l'auscultation.

Placée à la campagne près de Paris.

1900. Bien portante.

Obs. XIV. — An. B..., admise à 8 ans, en 1881.

Antécédents héréditaires. — Père mort d'une maladie de cœur quand elle avait 19 ans et demi. Mère morte phtisique 8 mois avant l'admission. Elle habitait avec sa mère.

1 sœur plus âgée, sans lésions caractérisées.

2 frères élevés à la campagne chez les grands-parents. 1 mort au dépôt à l'âge de quelques mois.

Antécédents personnels. — N'a jamais été malade. Faible de constitution.

État à l'entrée: Brune. Au sommet gauche, en arrière, quelques craquements que la toux semble faire disparaître.

1881. Coqueluche en arrivant. Vomissements. Puis bronchite, bien guérie ; n'a plus toussé jusqu'à sa sortie. Saison à Cauterets, suivie d'un peu d'excitation.

Bon état digestif.

1882. Épistaxis abondantes et répétées qui ont duré jusqu'à l'âge de 24 ans et ont souvent nécessité l'intervention du médecin. Respiration plus bronchique que vésiculaire. Catarrhe nasal muco-purulent. Palpitations.

Cure de Cauterets.

1883. Respiration assez pure ; développement de l'abdomen. Diarrhée peu fréquente. Bon état général.

1884. Catarrhe nasal. Saison à Cauterets. Accès de fièvre catar-rhale (?). Épistaxis.

1885. Rougeole.

Saison à Cauterets. Voix couverte. Catarrhe nasal, épistaxis. Palpitations. Sueurs locales des mains.

1886. Bon état général. Premières règles. Épistaxis très sé-rieuses.

1887. Hyperémie de la glande thyroïde avec suffocation, arrêtée par une application de sangsues.

1889. Tendance congestive après la cure de Cauterets.

Jamais bien réglée. Pertes blanches.

1890. Petite pour son âge (18 ans). Un peu de cyphose. Peu de granulations pharyngées. Rien à l'auscultation.

1894. Sortie en bonne santé. Placée dans le pays. Fait un ser-vice assez pénible.

Toux pendant trois hivers à la suite d'une grippe. Rétablie complètement. A eu une crise hystériforme à la suite d'une frayeur.

1900. Actuellement bien portante. Embonpoint normal. Lever à 5 h. 30, coucher à 11 heures, sans fatigue. Travail très dur comme domestique à la campagne.

Très légère hypertrophie du corps thyroïde.

Auscultation : Cœur normal. Respiration normale. Les vibra-tions thoraciques sont peut-être un peu augmentées à droite.

Obs. XV. — *Is. P...*, *admise à 9 ans, en 1881.*

Antécédents héréditaires. — Père bien portant.

Mère morte phtisique deux ans avant l'admission.

3 enfants, dont un mort à 4 mois.

Antécédents personnels. — Gourme dans l'enfance. Tousse souvent.

A passé déjà 4 mois à la campagne.

État à l'entrée : Brune. État général assez satisfaisant. Submatité du sommet gauche en arrière ; quelques craquements secs. Frottements pleuraux. Rien en avant, ni à droite.

1882. Une saison à Cauterets. Apparence légèrement strumeuse. Tendance à l'enrouement. Quelques palpitations cardiaques. Respiration suffisamment vésiculaire.

1883. Petite toux sèche. Respiration diminuée sous la clavicule droite. Très bon état général.

1884. Sueurs locales. Catarrhe du nez. Quelques crachats sans caractère.

1885. Fraîche, bon état général, cœur rapide (105), acné. Saison à Cauterets.

1886. Tendances congestives.

1887. Premières règles. Cou un peu gros.

1888. Atonie générale.

1889. Cœur bien rythmé. Après la cure thermale, de 90 pulsations il passe à 70.

1890. 18 ans, brune, 8 ans de séjour. Flatulences. Quelques granulations pharyngées. Pas de ganglions. Rien à l'auscultation.

1893. Sortie en bonne santé. Un peu de dilatation d'estomac.

1900. Santé très satisfaisante.

Obs. XVI. — *M. J. P..., admise à 7 ans, en 1881.*

Antécédents héréditaires. — (Voir obs. XV.)

Antécédents personnels. — Gourme dans l'enfance. Bronchite à l'âge de 4 ans. Toux jusqu'à son entrée. Ganglions cervicaux.

État à l'entrée : Submatité du sommet gauche en arrière avec rudesse respiratoire ; mêmes signes, mais plus atténués en avant, du même côté. Bon état de la nutrition générale. Châtaine.

1881. Quelques mois après son entrée, cessation de la toux.

1882. Saison à Cauterets. Teint frais. Appétit régulier. Sueurs locales. Respiration bronchique en arrière.

1883. Ventre un peu gros. Diarrhée fréquente. Acné. Impétigo du nez. Un peu de toux sèche l'hiver. Rien à l'auscultation. Saison à Cauterets. Respiration plus bronchique que vésiculaire.

1884. Saison à Cauterets. Bon état général.

1885. Bonne coloration des téguments. Saison à Cauterets.

1886-88. Bonne santé.

1889. Irritabilité bronchique. Type lymphatique.

1890. Premières règles (16 ans), un peu douloureuses. Jamais souffrante. Hypertrophie du corps thyroïde. Quelques petits ganglions. Peu de granulations. Varicosités des veines du voile du palais.

Respiration granuleuse du sommet gauche après la toux.

1894. Teint frais. Appétit égal. Estomac sensible à la pression. Vomissements le matin, à jeun, bilieux et glaireux. Douleurs lombaires à l'époque des règles. Cœur bien frappé. Respiration bonne, vésiculaire. Saison à Cauterets. Vomissements alimentaires.

1895. Sortie en bon état, mais avec quelques douleurs gastriques.

1900. Employée de magasin dans une petite ville du Midi. Excellente santé. Dort bien, mange comme tout le monde. Ne s'enrhume pas l'hiver, ne tousse pas. Règles normales. Ni diarrhée, ni constipation. Embonpoint. Coloration des téguments. Cœur normal. Respiration normale.

Obs. XVII. — *A. J...*, *admise à 11 ans, en 1882.*

Antécédents héréditaires. — Mère morte phtisique huit jours avant l'admission, à 35 ans, après deux ans de maladie.

Père les a abandonnés quatre ans avant l'entrée ; 4 frères et sœurs morts en bas âge ; 2 frères vivants, dont l'un tuberculeux dès l'âge de 8 ans et demi.

Une tante maternelle, qui vit avec eux, crache le sang.

Grands-parents bien portants. Une grand'mère a une affection cardiaque rhumatismale.

Antécédents personnels. — Fièvre typhoïde il y a cinq ans. Érysipèle à la jambe. Tousse toujours.

État à l'entrée : Strabique. Constitution délicate. Matité de la fosse sus-épineuse gauche, et diminution considérable du murmure vésiculaire en ce point. Peu de chose sous la clavicule. Rien à droite.

1883. Assez maigre. Non encore réglée. Légère diminution du murmure vésiculaire dans la fosse sus-épineuse gauche.

Herpès tonsurant. Lotions et épilation. Cure thermale bien supportée ; trois mois passés à Tarbes sans inconvénients.

1884. Facies médiocre ; éréthisme cardiaque. Laryngite. Voix couverte. Saison à Cauterets.

1885. Non réglée. Cuir chevelu guéri. Saison à Cauterets.

1886. Fluxion menstruelle sans gravité. État général un peu atone.

1887. Hypertrophie du corps thyroïde. Un peu de laryngite. Quelques crachats jaunes.

1899. Règles normales. Bonne respiration.

Sortie la même année, à 18 ans.

Revenue à Paris ; a eu plusieurs enfants.

1900. Habite Paris. Santé excellente.

Obs. XVIII. — *F. S..., admise à 12 ans, en décembre 1878.*

Antécédents héréditaires. — Père mort phtisique (mécanicien de chemin de fer). Mère rhumatisante.

11 enfants; 8 morts tuberculeux.

Sur 3 vivants, l'une, de 28 ans, est phtisique.

Antécédents personnels. — Fluxion de poitrine à 3 ans. Tousse toujours depuis lors. Douleurs et points de côté. Angines fréquentes, diarrhée, sueurs nocturnes.

État à l'entrée : A passé plusieurs mois à Cambo. Respiration faible dans la fosse sus-épineuse droite, rude sous la clavicule du même côté. Quelques craquements un peu profondément après la toux. État général mauvais.

Traitement : Badigeonnage d'iode. Vésicatoires volants sous la clavicule droite. Phosphate de chaux.

Mars 1879. État général complètement rétabli.

Juillet 1879. Santé florissante.

Août 1879. Remarquable développement de la poitrine. Teint brun et coloré. Enfant très bien portante actuellement. Puberté imminente. Ovaralgie double. Rien à l'auscultation.

Octobre 1879. État général excellent.

Janvier 1880. La guérison se maintient.

Avril 1880. Malgré l'hiver rigoureux, aucun rhume. Pas de maux de gorge, ni de douleurs de côté.

Octobre 1880. Sortie guérie après vingt-deux mois de séjour.

1892. Mariée à Paris. Plusieurs enfants.

1900. Bien portante.

Obs. XIX. — *M. S..., admise à 10 ans, en 1885.*

Antécédents héréditaires. — Père mort phtisique à Laënnec, en 1878, après deux ans de maladie.

Mère bien portante; a soigné deux ans son mari.

14 enfants; une sœur aînée morte phtisique à 17 ans. Tous les autres morts avant six mois.

Antécédents personnels. — Pas de maladie antérieure. Quelques mouvements nerveux, depuis que sa sœur avait la chorée.

Douleurs articulaires et lombaires. Un peu de leucorrhée depuis un an.

État à l'entrée : Enfant maigre, chétive, nerveuse, quelques craquements dans la fosse sus-épineuse droite.

1885. Saison à Cauterets. Résultat satisfaisant.

1886. Bon état général.

1887. Quelques vomissements. Tendance lipothymique. Léger goitre.

1888. Maigreur. Amygdales grosses. Ganglions sous-maxillaires. Saison à Cauterets.

1889. Assez bon état général. Saison à Cauterets.

1890. 15 ans, brune, petite, réglée depuis quelques mois. Jamais malade. Pas de ganglions. Quelques granulations.

Respiration diminuée à droite en arrière.

1893. Bon état général.

1894. Sortie à 19 ans, bien portante. Appétit bon, mais quelques crampes d'estomac. Toutes les fonctions se faisaient normalement.

Revenue à Paris, sans domicile pendant un mois, sans nourriture certains jours. Très affaiblie, n'a pas toussé cependant.

1897. Entrée à Tenon, comme infirmière, y a passé dix-huit mois. Pendant ce temps a eu une angine et une grippe, dont elle s'est remise en huit jours, chaque fois.

1900. Infirmière. Veilleuse à Bichat. Petite, mince, peu colorée. Couche le jour, dans les dortoirs de Bichat où la place n'est pas très vaste. Santé normale.

Respiration bonne, rien au cœur. Pas de goitre.

1901. Mariée. A quitté les hôpitaux. Santé bonne.

Obs. XX. — *Em. D...*, *admise à 8 ans, en 1885.*

Antécédents héréditaires. — Père et mère morts phtisiques. Une sœur de 18 ans également.

Antécédents personnels. — Chorée très forte il y a deux ans.

État à l'entrée : Tousse facilement. Craquements marqués après la toux dans les fosses sus et sous-épineuses gauches. Rien au cœur.

1885. Saison à Cauterets. Teint frais. Mouvements choréiques.

1886. Assez bon état des forces. Intelligence paresseuse. La chorée persiste amoindrie.

1887. Disparition des mouvements choréiques. Un peu d'hypertrophie du corps thyroïde.

1888. Un peu de rhinite.

1889. Développement normal. Coqueluche.

1890. 13 ans, forte et blonde. Cinq ans de séjour; non encore réglée. Quelques granulations pharyngées. Herpès nasal.

Auscultation : inégalité respiratoire dans les divers lobes.

1892. Bien réglée. Saison à Cauterets.

1897. Bon état général.

1898. Teint frais. Règles normales. Bonne respiration.

1899. Habite l'Allier. Se porte très bien.

Obs. XXI. — *E. C...*, *admise à 6 ans, en 1885.*

Antécédents héréditaires. — Père et mère morts phtisiques, la mère six mois après le père.

Antécédents personnels. — Coqueluche en 1884. Toux grasse depuis.

État à l'entrée : Appétit bon, pas d'amaigrissement. L'enfant s'enrhume facilement. Ni diarrhée, ni sueurs nocturnes.

Submatité au sommet droit en arrière. Quelques râles humides en avant et en arrière.

1885. Saison à Cauterets. Toux et quelques râles sibilants qui disparaissent après la cure.

Décembre 1885. L'enfant est atteinte du croup. Mort dans le second septénaire.

Obs. XXII. — *J. B...*, *admise à 10 ans et demi, en novembre 1886.*

Antécédents héréditaires. — Père mort phtisique à 38 ans.

Mère morte subitement d'une maladie de cœur à 44 ans.

Deux enfants morts dans la première enfance.

Deux frères très délicats dont 1 bacillaire, 1 sœur au sanatorium.

Antécédents personnels. — Angines à répétition dans l'enfance. Bronchites.

État à l'entrée : Assez forte d'ossature; blonde; maigre, pas d'appétit, toux, un peu de fièvre, sueurs nocturnes; fatiguée par le soleil, ne pouvant faire aucun travail. Marche avec peine.

Submatité sous la clavicule droite. Diminution notable de la respiration en avant et en arrière. Respiration supplémentaire à gauche. Râles sonores des deux côtés, surtout à droite.

1887. Au bout de trois mois, reprise des forces, de la capacité de travail. Marche sans fatigue. Augmentation de l'appétit. Disparition de la toux. Persistance des sueurs nocturnes. Légère hypertrophie du corps thyroïde.

Saison à Cauterets. Catarrhe nasal; voix un peu couverte. Eczéma et acné. Lèvre supérieure épaisse.

1889. Coqueluche. Saison à Cauterets. Dyspepsie légère. Eczéma. Un peu de toux.

1890. Influenza, bien guérie. Premières règles (14 ans), irrégulières. Quelques douleurs dans le bas-ventre. Disparition des sueurs et de la fièvre.

Très léger goitre. Pas de granulations. Pas de ganglions. Respiration un peu diminuée sous la clavicule droite.

1891. Saison à Cauterets. Bon état général.

1894. Saison à Cauterets. Teint frais. Quelques troubles digestifs. Constipation. Un peu essoufflée en montant. État général bon.

1896. Sortie en bonne santé. Habite le pays. Son cou a sensiblement diminué de volume.

1899. Fièvre typhoïde. 27 août : Violent mal de tête. Fièvre très forte pendant sept semaines. 15 octobre : convalescence. A très peu toussé pendant sa maladie. Toux pendant la convalescence jusqu'au milieu de novembre.

1900. Santé bonne. Appétit soutenu ; digestions un peu difficiles ; quelques rares maux d'estomac ; tendance à la constipation. Migraines. Assez nerveuse. Régles irrégulières. Respiration libre Pas de palpitations. Très légère hypertrophie du corps thyroïde.

Auscultation : au sommet droit en avant, un peu d'augmentation des vibrations thoraciques ; diminution légère du murmure vésiculaire, respiration saccadée. En arrière, un peu de douleur à la pression. Quelques râles humides disséminés. A gauche, respiration plus bronchique que vésiculaire. Cœur normal.

Obs. XXIII. — *Am. D...*, *admise à 9 ans, en 1886.*

Antécédents héréditaires. — Père, peintre en bâtiments, bien portant.

Mère, morte bacillaire l'été qui a précédé l'admission.

9 enfants ; 2 morts de méningite.

Antécédents personnels. — N'a jamais été malade.

État à l'entrée : Brune, maigre, pâle.

Submatité du sommet droit en avant et en arrière. Craquements secs et humides sous la clavicule droite. Respiration rude et expiration prolongée dans la fosse sus-épineuse droite.

1888. Mauvaises dents. Rhinite, améliorée à Cauterets.

1889. Maigre. Migraines. Assez bon état général. Saison à Cauterets.

1890. 4 ans de séjour, 13 ans, brune. Hypertrophie du corps

thyroïde. Rougeur de la gorge, mais pas de ganglions. Respiration un peu inégale dans les deux sommets.

1891. Bon état général.

1898. Sortie à 21 ans, en bonne santé. Habite Pau.

1900. Revenue à Paris. Assez forte. N'a plus jamais toussé.

Obs. XXIV. — *Lo. G..., admise à 8 ans, en 1885.*

Antécédents héréditaires. — Père mort phtisique 18 mois avant l'admission de l'enfant.

5 enfants : une sœur aînée mariée et tuberculeuse en 1885 ; 3 frères, dont un au moins tuberculeux.

Antécédents personnels. — Diarrhées fréquentes autrefois, moins depuis un an.

Tousse tous les hivers. A passé le dernier au lit.

État à l'entrée: Blonde, aspect lymphatique ; tousse beaucoup.

Voix couverte. Sueurs faciles la nuit. Appétit moyen. Constitution délicate (forme strumeuse). Matité du sommet droit postérieurement. Craquements secs au même point et surtout sous la clavicule, après la toux.

Aussitôt après son entrée, elle a cessé de tousser et a suivi la vie commune.

1886. Fièvre typhoïde. L'état général se remonte rapidement. Catarrhe nasal. Saison à Cauterets.

1887. Adénite légère fugace.

1888. Saison à Cauterets, pour catarrhe nasal persistant.

1889. Teint mat. Développement très modéré. Peu d'appétit, lourdeurs d'estomac. Respiration bronchique.

1890. 13 ans. 5 ans de séjour. Premières règles. Léger goitre. Herpès labial.

Peu de ganglions. Pas de granulations. Expiration prolongée du sommet droit en arrière.

1891. Commence à engraisser et à prendre des forces. Saison à Cauterets.

1893. Bon état général. Un peu de céphalalgie.

Appétit sensiblement augmenté.

1895. Teint mat. Quelques phénomènes dyspeptiques. Cœur : 72 pulsations. Saison à Cauterets. Très bon état général.

1898. Maigre pour ses 20 ans. N'a pas toussé l'hiver. 66 pulsations. Appétit égal. Respiration à peu près normale. Règles un peu abondantes, durée trois jours, un peu douloureuses. Saison à Cauterets.

Octobre 1898. Aspect lymphatique. Pas de manifestations pulmonaires. Règles douloureuses. Apte au travail de la couture.

1899. Sortie. Petite de taille. Infantilisme. Respiration diminuée dans le sommet droit.

1900. Teint frais, pas d'embonpoint, un peu simple d'esprit. Elle nous dit qu'elle toussait quelques jours chaque hiver au sanatorium. Elle y prenait de l'huile de foie de morue. Les saisons de Cauterets lui ont été utiles. Elle travaillait surtout au jardin ; supportait bien le soleil.

Actuellement, habite Paris, appétit un peu diminué. Pas de maux d'estomac. Quelques maux de tête. Bien réglée. Quelques douleurs abdominales.

Respiration normale. Cœur normal.

Pas d'hypertrophie appréciable de la thyroïde. Hernie ombilicale datant de l'enfance.

Obs. XXV. — *Ho. B..., admise à 10 ans et demi, en 1887.*

Antécédents héréditaires. — Mère morte phtisique. 2 enfants morts de méningite ; 4 vivants.

Antécédents personnels. — Péritonite tuberculeuse. Rhumes fréquents.

État à l'entrée : Enfant un peu chétive. Appétit conservé. Abdomen volumineux.

Submatité sous la clavicule droite. Diminution notable du murmure vésiculaire.

1887. Acclimatée au bout d'un mois. Sueurs nocturnes. Quelques crachats le matin.

1888. Toux rare l'hiver. Assez bon état général. Saison à Cauterets.

1889. Appétit bon. État général satisfaisant. Saison à Cauterets.

1890. 13 ans. Blonde. Pas encore réglée. Légère hypertrophie du corps thyroïde. Peu de granulations. Pas de ganglions. Respiration rude.

1891. Otite externe purulente l'hiver. Premières règles, douloureuses, irrégulières.

Constipation. Saison à Cauterets.

1893. Saison à Cauterets. Forte, brune de teint.

1894. Fraîche. Respiration normale. Saison à Cauterets.

1898. Sortie à 21 ans. Respiration rude à gauche.

Jamais de rhumes. Quelques troubles digestifs. Règles douloureuses.

Parfois aménorrhée pendant trois à six mois.

Juillet 1900. Mariée. Règles moins douloureuses supprimées depuis un mois. Troubles digestifs.

Grossesse probable au début. Douleurs dans le bas-ventre.

Petite de taille. Bonne apparence de santé.

Un peu de goitre. Cœur un peu rapide.

Respiration normale, peut-être un peu plus bronchique que vésiculaire à gauche. Sensibilité à la pression dans la fosse sus-épineuse gauche.

Obs. XXVI. — *Lé. G...*, *admise à 13 ans, en 1891.*

Antécédents héréditaires. — Père, Parisien, mort en 1891 de bronchite tuberculeuse ayant duré sept ans.

Mère, Parisienne, bien portante, n'a pas été infectée par son mari. Ne cohabitait plus avec lui pendant les trois dernières années.

3 enfants morts en bas âge de bronchite (?).

2 sœurs bacillaires vivantes.

Antécédents personnels. — Toux continuelle jusqu'à son entrée. Diarrhée fréquente.

État à l'entrée : Mauvais état général. Léger goitre. Oppression. Respiration très diminuée dans les deux sommets en avant et en arrière. Quelques fins craquements. Engorgement ganglionnaire.

Au bout de huit jours, reprise de la vie commune. Promenades faciles, même au soleil. Travail de la couture possible très vite. Appétit moyen.

1893. Pâleur. Saison à Cauterets. Bon état général.

1894. Quelques maux de tête. Saison à Cauterets. Bon état pulmonaire.

1898. Teint frais. Un peu de toux cet hiver. Saison à Cauterets. Respiration normale partout.

1899. Sortie. Très bon état général. Embonpoint. Aucun signe physique du côté du thorax. Seulement un peu d'angine chronique (?) avec quelques exacerbations (muqueuse tomenteuse).

Mars 1899. Grippe pendant huit jours en arrivant à Versailles. Complètement guérie sans laisser de traces.

Juillet 1900. Blonde; embonpoint normal. Teint coloré. Appétit un peu diminué, depuis qu'elle a repris le travail de la couture en ville. Quelques maux d'estomac. Bien réglée. Un peu nerveuse.

Pharynx et voile du palais, rouges.

Respiration normale. Un peu de submatité à la percussion à droite et en arrière.

Cœur normal.

Corps thyroïde à peine appréciable.

Obs. XXVII. — *Eu. D..., admise à 7 ans et demi, en 1886.*

Antécédents héréditaires. — Père et mère morts phtisiques l'année de l'admission, respectivement à 32 et 26 ans.

Antécédents personnels. — Toux fréquente. Blépharites.

État à l'entrée : Enfant pâle, chétive, lymphatique. Sueurs fréqüentes. Diarrhée.

Matité du sommet droit en avant et en arrière. Quelques craquements plus fréquents après la toux.

1887. Adénite sous-maxillaire. Catarrhe de l'oreille droite. Blépharite et conjonctivite. Saison à Cauterets.

1880. Voix couverte. Blépharite. Saison à Cauterets.

1890. Quatrième année de séjour. 12 ans ; châtaine.

Quelques ganglions. Saison à Cauterets.

Respiration diminuée à droite, et granuleuse des deux côtés en arrière.

1893. Voix couverte. Bon état général. Saison à Cauterets.

1895. Bon état digestif. État vocal toujours médiocre. Saison à Cauterets.

1897. État général satisfaisant. Saison à Cauterets.

1898. Teint frais, sueurs générales et locales. Appétit égal. 72 pulsations. Sortie après une saison à Cauterets.

1900. Habite les Basses-Pyrénées. Grasse, un peu pâle.

Ozène. Toux matinale, quelle que soit la saison. Voix couverte, sans lésion laryngienne. Atonie des cordes vocales. Quelques ganglions à l'automne dernier.

Appétit régulier. Digestions faciles. Ni diarrhée, ni constipation. Autres fonctions normales.

Légère diminution du murmure vésiculaire au sommet droit en avant et en arrière. Quelques râles humides disséminés dans le tiers supérieur du poumon droit en arrière.

Cœur régulier ; 1er bruit un peu sourd et prolongé.

Obs. XXVIII. — *Ph. R..., admise à 10 ans, en 1889.*

Antécédents héréditaires. — Mère morte phtisique.

Sept enfants. Il ne reste que celle-là et une autre de 18 ans. Un fils de 17 ans venait de mourir bacillaire au moment de l'admission.

Antécédents personnels. — Rhumes fréquents. Hémoptysies. Diarrhée.

État à l'entrée : Assez fraîche. Type de scrofuleuse.

Adénites multiples suppurées.

Matité de la fosse sous-épineuse gauche. Diminution du murmure vésiculaire. Respiration rude.

1890. Quatre mois de séjour. Châtaine. Rudiment de goitre. Pas de granulations. Peu de ganglions. Cicatrices récentes du cou.

Respiration rude sous la clavicule gauche.

1891. Teint mat. Troubles digestifs. Muqueuses un peu décolorées. Hypertrophie cicatricielle des adénites cervicales. Saison à Cauterets. Bon état général. Plaques d'eczéma sec du front, de la face et du menton.

1893. Sortie très bien portante.

1900. Habite Tours. État de santé satisfaisant.

Obs. XXIX. — *M.-L. V..., admise à 12 ans et demi, en 1892.*

Antécédents héréditaires. — Père cordonnier. Tousse continuellement. Mère morte paralysée.

17 enfants. Tous, sauf 4, morts au-dessous de 17 mois.

Antécédents personnels. — Bronchites fréquentes depuis sa naissance. Soignée à Sainte-Eugénie.

État à l'entrée : Enfant très faible, maigreur excessive. Pas de diarrhée. Fièvre. Submatité du sommet gauche. Craquements secs aux deux sommets.

1894. Teint mat. Bon état général. Premières règles : deux fois en un an. Saison à Cauterets. Quelques troubles dyspeptiques.

1895. Voix couverte. Règles abondantes.

Novembre 1897. Légère poussée fébrile, avec sueurs.

1898. Un peu de toux l'hiver. Appétit égal. Respiration normale. Menstruation régulière.

Août 1899. État général bon.

Mai 1900. Quelques vomissements. Marche facile. Supporte bien le soleil. Maux de tête rares. Règles normales. Très léger goitre. Submatité au sommet gauche en arrière. Vibrations thoraciques un peu augmentées à gauche et en avant. Respiration un peu obscure.

Obs. XXX. — *A. L...*, *admise à 7 ans, en 1887.*

Antécédents héréditaires. — Père vivant.

Mère née à Rouen, morte bacillaire à Paris, à 33 ans. 4 enfants morts en bas âge.

Frère et sœur de la mère morts phtisiques.

Antécédents personnels. — Scarlatine à 6 ans. Enrhumée l'hiver.

État à l'entrée : Maigre, tousse. Cheveux blond-roux. Opacité de la cornée droite. Adénopathie cervicale. Forme scrofuleuse légère. Peu de chose à l'auscultation.

Au bout de trois semaines, la toux a cessé.

1888. Saison à Cauterets. Teint frais, bon état général.

1889. Fièvre cet hiver. Ni toux, ni expectoration.

1890. Deux ans de séjour. Granulations pharyngées et ganglions cervicaux. Rudesse respiratoire sous les deux clavicules.

1891. Saison à Cauterets. Assez bon état général. Respiration bien vésiculaire.

1893. Saison à Cauterets. Même état.

1896. Premières règles, un peu douloureuses. Embonpoint.

1897. Appétit égal. Saison à Cauterets.

1898. Un peu de toux l'hiver. Saison à Cauterets.

Août 1899. Respiration excellente.

Mai 1900. Teint rose. Aucun trouble, sauf quelques maux de tête passagers. Marche et travaille normalement. Sensible au soleil. Respiration et cœur normaux. Lobe droit du corps thyroïde un peu appréciable. Pas de ganglions.

Obs. XXXI. — *Al. C..., admise à 7 ans, en 1887.*

Antécédents héréditaires. — Mère morte à 26 ans, phtisique, un mois avant l'entrée de l'enfant.

5 enfants, dont une morte.

Antécédents personnels. — Rougeole à 6 ans.

État à l'entrée : Enfant blonde, assez chétive ; peu de chose à la poitrine. Toux. Diarrhée.

Au bout de deux mois, disparition de la toux. Possibilité de la marche.

1887. Saison à Cauterets. Amélioration.

1888. Saison à Cauterets. État général satisfaisant.

1889. Légers accidents bronchiques. Saison à Cauterets.

1890. 10 ans. Cicatrices de pemphigus (?) à la main droite. Léger herpès labial. Un peu maigre encore. Pas de goitre. Pas de ganglions cervicaux. Quelques granulations pharyngées. Auscultation à peu près normale. Saison à Cauterets. Teint frais, tendance au catarrhe intestinal.

1893. Saison à Cauterets. Bon état général, bon développement.

1894. Oreillons. Saison à Cauterets. Quelques troubles dyspeptiques. Respiration normale.

1895. Premières règles, normalement.

1896. Commence à engraisser.

1897. Saison à Cauterets. Bonne réaction thermale.

1898. Teint frais. Troubles dyspeptiques. Migraines avec vomissements. Respiration normale.

1899. Santé générale bonne. Respiration un peu obscure à droite et en avant.

1900. État général florissant. A beaucoup engraissé. Hâlée par le soleil. Travail facile. Toutes les fonctions sont normales. Quelques maux de tête ; assez nerveuse.

Respiration et cœur normaux.

Obs. XXXII. — *L. J. K...*, admise à 12 ans, en 1892.

Antécédents héréditaires. — Père, alcoolique.
Mère, morte phtisique à 31 ans.
1 frère mort de méningite.
2 sœurs bien portantes. 1 autre est au sanatorium.
Antécédents personnels. — Gourme dans l'enfance. Oreillons
à 11 ans. Réglée la même année.
État à l'entrée : Maigre, pâle et faible. Ganglions. Toux. Sueurs
nocturnes. Diminution du murmure vésiculaire à droite.
Trois semaines après l'entrée, disparition de la toux. Marche
facile, sans essoufflement. Disparition des ganglions et des sueurs.
Été 1892. Saison à Cauterets. Amélioration de l'état général et
de l'appétit.
1894. Teint mat. Saison à Cauterets. Bonne réaction.
1897. Saison à Cauterets. Même état de santé.
1898. Plutôt maigre. Acné frontale. Appétit égal. Règles un
peu abondantes. Saison à Cauterets.
1899. Respiration normale. Un peu d'anémie.
1900. Aspect de santé normale. Teint hâlé. Marche très facile,
même au soleil. Toutes les fonctions sont normales. Assez nerveuse.
Respiration normale. Vibrations thoraciques peut-être un peu
augmentées à droite.

Obs. XXXIII. — *Ad. M...*, admise à 10 ans, en 1891.

Antécédents héréditaires. — Père, mort subitement.
Mère, morte phtisique.
2 frères et 4 sœurs vivants ; 2 frères et 2 sœurs morts dans la
première enfance.
Antécédents personnels. — Bronchite à 3 ans. Toux fréquente.
État à l'entrée : Respiration un peu diminuée à droite. Quelques frottements pleuraux.

1893. Quelques maux de tête. Assez bon état général. Saison à Cauterets.

. 1894. Teint mat. Appétit un peu inégal. Saison à Cauterets.

1898. Acné de la face. Toux l'hiver, quelques jours. Expectoration. Névralgies. 84 pulsations. Respiration normale. Saison à Cauterets.

Août 1899. Légère scoliose. Abaissement de l'épaule gauche. Chlorose. Souffle à l'artère pulmonaire. Respiration bonne. Douleurs gastriques. Retard intellectuel.

1er octobre 1899. Accès de fièvre brusque. Symptômes de fièvre typhoïde légère jusqu'au 21.

21 octobre 1899. Rechute. Fièvre continue, sauf 1 heure et demie de légère rémission le matin. Épistaxis. Langue noirâtre, épaisse.

20 octobre 1899. Perte de la connaissance.

2 novembre 1899. Mort dans l'adynamie.

Très anémique. N'a offert aucune résistance à l'invasion de la maladie. Un peu de toux dans les derniers jours.

OBS. XXXIV. — *Al. B...*, *admise à 9 ans, en 1890.*

Antécédents héréditaires. — Père (Vosgien) mort à Paris, phtisique, dans le service de Peter, à Necker.

Mère, bien portante.

3 enfants vivants : 1 frère bien portant ; 3 morts en naissant et 1 de méningite.

Antécédents personnels. — Enfance difficile. Plusieurs bronchites. Gourmes. « Enfant de mauvaise santé, sujette à bronchites ; os fragiles ; a besoin pour s'élever de vivre à la campagne » (Campenon).

État à l'entrée : Brune. Maigre. Toux depuis plusieurs mois. Respiration rude au sommet gauche, diminuée à droite, avec quelques craquements après la toux dans ce sommet.

Après trois mois de séjour, disparition de la toux. Quelques

ganglions cervicaux et granulations sur les amygdales et le pharynx. Un peu rachitique. Rudesse respiratoire au sommet gauche
sans craquements.

1892. Saison à Cauterets. Teint frais. Appétit bon. Pas de
fatigue.

1894. Plaques de pityriasis sur la face. Bonne réaction après
uon à Cauterets.

1897. Saison à Cauterets. Fièvre au retour et diminution de
l'appétit.

1898. Teint brun mat. Développement régulier. Premières règles.
Troubles de menstruation, la première année.

1899. Santé parfaite.

1900. Apparence très vigoureuse. Fonctions normales. Quelques
maux de tête passagers, après de longues heures de travail au
soleil, avec un peu d'animation des pommettes. Pas de goitre.
Respiration normale.

Obs. XXXV. — *Eug. B...*, *admise à 9 ans, en 1892.*

Antécédents héréditaires. — Sœur de la malade obs. XXII.

Antécédents personnels. — Gourmes fréquentes. Diarrhée.

État à l'entrée : Toux. Essoufflement. Palpitations. Thorax
bombé, évasé, rachitique. Ganglions. Signes pulmonaires très
peu accusés.

Après trois semaines de séjour, cessation de la toux.

1893. Saison à Cauterets. Amélioration de l'état général. Huile
de foie de morue l'hiver.

1894. Disparition des ganglions. Saison à Cauterets. Respiration bien physiologique. Quelques phénomènes dyspeptiques. Un
peu de diarrhée l'hiver.

Appétit bon après la saison thermale.

1896 (13 ans et demi). Premières règles. Tous les trois mois la
première année. Régulières depuis.

1898 (15 ans). Commence à engraisser. Saison à Cauterets. Grande. Un peu de catarrhe nasal. Règles normales.

Août 1899. Santé parfaite.

Novembre 1899. Fièvre typhoïde, durée deux mois. Pas de complications broncho-pulmonaires. Rétablissement intégral.

1900. Blonde, grasse, apparence robuste. Travail très facile. Fonctions normales. Très légère hypertrophie du corps thyroïde. Respiration un peu rude à droite.

Obs. XXXVI. — *M.-L. Le C..., admise à 8 ans, en 1893.*

Antécédents héréditaires. — Père buveur.

Mère morte bacillaire, 3 ans avant l'admission.

4 enfants vivants.

1 morte à Berck (scrofule).

Antécédents personnels.— Toujours maladive. Toux continuelle. Rougeole à 7 ans et demi.

État à l'entrée : Toux, essoufflement ; pas d'amaigrissement. Submatité du sommet gauche. Respiration soufflante dans les deux sommets.

1893. Saison à Cauterets. Fraîche. Atonie musculaire. Tendance à la déviation vertébrale. Conjonctivite aiguë.

1894. Saison à Cauterets. Toux.

1896. Saison à Cauterets. Conjonctivite. Premières règles, irrégulières.

1898. 15 ans. Faible bruit de souffle dans les vaisseaux. Décoloration des muqueuses. Voix couverte. Menstruation normale. Appétit égal. Quelques jours de toux l'hiver. Respiration normale. Saison à Cauterets. Appétit diminué après le traitement. Bruit de souffle persistant. Atonie laryngienne.

1899. Respiration normale. Souffle anémique à la base du cœur.

1900. Grasse, anémique ; pâleur et bouffissure du visage avec vive coloration des pommettes. Appétit très diminué, sauf pour le lait,

les œufs, le bouillon, la viande grillée. Douleurs gastriques.
Bourdonnements d'oreilles. Très sensible au froid. Essoufflement.
Palpitations. Ne peut presque pas marcher. Un peu d'albumine
dans les urines (chloro-brightique ?).

Respiration à peu près normale; un peu de rudesse cependant.
Cœur rapide; léger souffle inconstant et très limité à la base,
sans propagation.

Un peu d'hypertrophie du corps thyroïde.

Obs. XXXVII. — *Bl. V..., admise à 9 ans et demi,
en décembre 1893.*

Antécédents. — Inconnus.

Entrée avec le certificat suivant du Dr P. Boulloche :

« L'enfant est atteinte de tuberculose pulmonaire au troisième
degré. Elle est cependant encore en état de faire le voyage de Paris
à Argelès. »

Août 1894. Tuberculose avancée du poumon et du péritoine qui
se termine par la mort.

Obs. XXXVIII. — *F. H..., admise à 9 ans, en 1893.*

Antécédents héréditaires. — Père originaire du Haut-Rhin,
mort bacillaire à Paris l'année d'avant l'admission (hôpital Saint-
Joseph).

Mère, Alsacienne, maigre, pâle; tousse continuellement.

5 enfants vivants, 3 morts avant 3 ans.

Antécédents personnels. — Née dans la Côte-d'Or. Ganglions
cervicaux. Diarrhées fréquentes.

État à l'entrée : Enfant maigre, pâle, chétive ; troubles gastriques. Ganglions. Craquements au sommet gauche.

Respiration rude dans le reste des poumons.

Au bout de trois semaines, reprise des forces. Possibilité des
promenades en montagne.

Saison à Cauterets. Phénomènes dyspeptiques. Appétit meilleur après le traitement.

1894. Une saison à Cauterets la fatigue un peu. Elle commence à se développer. Respiration normale.

1897. Grandit beaucoup. Appétit excellent. Les forces augmentent. Premières règles (13 ans et demi), normales dès le début.

1898. Grande, élancée. Bon état général. Menstruation régulière. Saison à Cauterets.

1899. Respiration normale. Un peu d'anémie.

1900. Blonde, vigoureuse, bonne coloration des téguments, mais peu d'embonpoint. Se livre sans fatigue à toute espèce de travaux, jardinage, couture. A suivi l'école sans grande difficulté. N'est jamais enrhumée. Fonctions absolument normales.

Respiration douce, égale, bien vésiculaire. Lobe droit du corps thyroïde un peu appréciable au toucher.

Obs. XXXIX. — *Hél. B...., admise à 9 ans et demi, en 1893.*

Antécédents héréditaires. — Père inconnu.

Mère, née en Seine-et-Marne, morte bacillaire à Paris, un an avant l'admission.

1 frère et 2 sœurs vivants.

Antécédents personnels. — Ganglions et gourme dans l'enfance. Laryngite chronique. Fièvre typhoïde légère à 8 ans et demi, durée trois mois. Toux l'hiver.

État à l'entrée : Enfant mince, chétive ; laryngite chronique, probablement tuberculeuse ; tuberculose du pharynx et ulcération du voile du palais. Ganglions. Respiration rude des deux côtés ; diminution du murmure vésiculaire à gauche.

Été 1893. Saison à Cauterets. Pâleur. Voix couverte ; reste la même après le traitement.

1894. Teint mat, muqueuses pâles. Oppression. Respiration médiocre. Voix toujours couverte.

Traitement à Cauterets inefficace.

1898. 14 ans. Pas encore réglée. Saison à Cauterets, supportée sans fatigue, mais aussi inutile que les précédentes pour le larynx. Troubles dyspeptiques. Disparition des ganglions.

1899. Hypertrophie du lobe droit du corps thyroïde. Respiration normale. Anémie légère.

1900. Teint pâle. Pas d'embonpoint, ni de maigreur excessive. Appétit régulier. Quelques maux d'estomac.

Travail facile. Fonctions régulières. Nerveuse. Tendance aux sueurs nocturnes.

Réglée depuis 4 mois, normalement.

Depuis 3 ans, s'est aperçue d'une augmentation de volume du cou qui a diminué depuis 5 mois. Il s'est produit à plusieurs reprises des alternatives d'hypertrophie et de diminution du corps thyroïde.

Scoliose dorsale à convexité gauche, depuis un an environ. Souffle anémique à la base du cœur. Un peu d'obscurité respiratoire au sommet gauche.

OBS. XL. — *M. K...*, *admise à 6 ans, en 1892.*

Antécédents héréditaires. — Père alcoolique (v. obs. XXXII).

Mère née à Langres, morte bacillaire à Paris, âgé de 31 ans, 8 mois avant l'admission.

Antécédents personnels. — Gourme et ganglions dans l'enfance.

État à l'entrée : Pâle, faible, impétigo suintant. Rudesse respiratoire sous la clavicule droite.

Diminution du murmure vésiculaire dans les deux sommets. Quelques craquements après la toux, en arrière et à droite.

Impossibilité de la marche. Appétit nul. Maux d'estomac, fièvre, toux, diarrhée.

Au bout de deux mois, la toux a cessé, les forces ont augmenté.

1893. Saison à Cauterets. Maigre, voix couverte. Amélioration de l'état général et de la voix par le traitement.

1894. Teint mat, maigre. Appétit égal. Respiration bronchique. Après une saison à Cauterets, appétit diminué.

1895. Marche et promenades faciles.

1897. 11 ans. Premiers travaux au jardin. Oreillons.

1898. Acné du visage. Sueurs générales assez fréquentes. **Appétit un peu inégal.**

1899. L'embonpoint augmente. Elle peut se livrer à tous les travaux.

1900. Santé normale. Toutes les fonctions sont régulières. Cependant elle n'est pas encore réglée, malgré ses 14 ans et demi. Quelques douleurs gastriques. Céphalalgies transitoires après la matinée passée au soleil, en été.

Légère scoliose dorsale à convexité gauche.

Hypertrophie variable du corps thyroïde.

Expiration prolongée à gauche, en avant.

Obs. XLI. — *M. A. T..., admise à 10 ans, en 1897.*

Antécédents héréditaires. — (Voir obs. XXIX.)

Antécédents personnels. — Rhumes fréquents, engelures.

État à l'entrée : Blonde, lymphatique, faible. Marche difficile ; travail impossible.

Tuberculose au début, des deux côtés.

Au bout d'un mois, elle a pu mener la vie commune ; mais ne peut aller en classe.

Été 1897. Saison à Cauterets. Amélioration de l'état général.

1898. Teint frais. Appétit bon. Respiration normale. Saison à Cauterets, suivie de tendance à la syncope.

1899. Respiration bien physiologique.

1900. 3 crises hystériformes. Développement et croissance sans accident. Quelques maux d'estomac passagers. Essoufflement après de très longues courses. Engelures persistantes aux mains et aux pieds. Corps thyroïde normal. Catarrhe nasal. Respiration normale, peut être un peu rude en avant.

Obs. XLII. — *M. A. D..., admise à 6 ans, en 1893.*

Antécédents héréditaires. — Père, cordonnier, mort bacillaire à Paris, deux ans et demi avant l'admission.

Mère bien portante.

Trois frères bien portants. L'un d'eux était à l'hôpital pour ophtalmie scrofuleuse (?) au moment de l'entrée.

Antécédents personnels. — Toujours malade jusqu'à deux ans et demi.

Bronchites à répétition.

État à l'entrée : Lymphatique, blonde. Ganglions cervicaux. Opacité de la cornée qui a disparu sans laisser de traces. Pas de toux.

Râles humides disséminés dans le côté droit ; plus marqués vers le sommet.

1893. Première année de séjour pénible. Saison à Cauterets. Pityriasis du menton, des joues, des lèvres. Amygdales hypertrophiées, amélioration de l'état général.

1894. Saison à Cauterets. Teint mat. Respiration égale, vésiculaire, physiologique. Plaque d'eczéma impétigineux sur le temporal gauche.

1897. Bon état général. Saison à Cauterets.

1898. Bon hiver. Embonpoint considérable. Pityriasis de la face. Saison à Cauterets : voix un peu couverte.

1899. Santé excellente.

1900. Grasse, teint chaud, coloré ; épiderme hâlé par le soleil. Aucune tendance aux rhumes. Appétit parfait. Toutes les fonctions sont normales, le travail facile. Pas encore réglée (13 ans et demi).

Défaut de prononciation. Pas nerveuse cependant, hypertrophie totale du corps thyroïde, un peu plus prononcée à droite.

Épiderme des bras et des jambes rude et rosé.

Respiration ample, vésiculaire.

Obs. XLIII. — *E. H...*, *admise à 10 ans et demi, en 1898.*

Antécédents héréditaires. — Père, Alsacien, mort à Paris, bacillaire, à l'âge de 29 ans, un an après la naissance de l'enfant.

Mère bien portante.

Antécédents personnels. — Rougeole dans l'enfance. Fièvre typhoïde en 1897, durée six semaines.

État à l'entrée : Début de tuberculose au sommet droit. Respiration rude et expiration prolongée en arrière. Pâle, anémiée.

Été 1898. Saison à Cauterets. Teint frais. Sueurs faciles. Appétit égal. Bonne respiration.

Août 1899. Respiration physiologique.

Novembre 1899. Récidive de fièvre typhoïde qui a duré cinq semaines ; pas de toux pendant la maladie. Aucune complication broncho-pulmonaire. Convalescence facile et reprise rapide de l'embonpoint et des forces.

Mai 1900. Blonde, robuste. Visage hâlé, coloré. Appétit soutenu, digestions faciles. Dépôt rougeâtre dans les urines. Autres fonctions normales.

Quelques coryzas au printemps, durée huit jours, sans toux. Céphalalgie après le travail à l'école ; fièvre même. Jamais la fièvre ne dure plus de deux jours. Engelures aux mains. Très légère hypertrophie du lobe droit du corps thyroïde.

Respiration un peu rude à droite et en avant. Retentissement de la toux.

Obs. XLIV. — *B. V...*, *admise à 11 ans, en mai 1899.*

Antécédents héréditaires. — Père, marchand de vin, mort phtisique à 38 ans.

Mère morte phtisique à l'âge de 30 ans.

1 sœur de 15 ans, atteinte aussi.

Antécédents personnels. — Rougeole à 7 ans. Broncho-pneumonie. Ganglions cervicaux.

État à l'entrée : Facies type, grands cils, anémie. Tousse l'hiver, surtout la nuit, sueurs nocturnes.

Fièvre. Diarrhée. Vomissements. Amaigrissement rapide depuis un an. Ne pouvait faire 300 mètres sans devenir très pâle. Scrofulides à la joue droite.

Expiration prolongée et soufflante au sommet droit.

Août 1899. Trois mois de séjour ; diminution de la toux. Blépharite supérieure gauche. Impétigo des pavillons des oreilles. Otite externe droite. Respiration meilleure.

Hiver 1899-1900. Toux ; appétit médiocre. Fièvre, faiblesse. Engelures. Elle a pris de l'huile de foie de morue.

Février 1900. Augmentation des forces et de l'appétit ; elle a beaucoup engraissé ; les téguments sont colorés, hâlés.

Mai 1900. Elle marche comme les autres. Travaille au jardin sans fatigue, même sous le soleil. Elle peut coudre, mais non rester enfermée en classe.

L'appétit est bien augmenté, mais n'a pas encore atteint le niveau des anciennes. Digestions faciles, jamais de vomissements, jamais de maux d'estomac.

La diarrhée a complètement disparu.

Son intelligence est un peu au-dessous de la moyenne. Céphalalgies passagères.

Très léger écoulement de l'oreille droite. Pas de dermatose, ni de blépharite. Pas de ganglions.

Pas de goitre.

Vibrations thoraciques un peu augmentées à droite. Submatité au sommet gauche en avant.

Respiration rude et soufflante aux deux sommets.

Cœur normal.

Obs. XLV. — *A. V...*, *admise à 7 ans, en juillet 1896.*

Antécédents héréditaires. — Père, bien portant.

Mère morte phtisique, huit mois avant l'admission.

3 frères et 2 sœurs, santé inconnue.

Antécédents personnels. — Rougeole dans l'enfance. Ganglions cervicaux. Toujours malade. Tousse fréquemment.

État à l'entrée : Faible, délicate, anémique. Toux catarrhale. Diminution du murmure vésiculaire, avec souffles et craquements au sommet droit.

Au bout de trois mois, son état général s'est beaucoup amélioré. La marche est facile, même au soleil. Jamais de fièvre.

1897. Saison à Cauterets. Teint mat. Assez bon état général. 72 pulsations. Appétit égal.

1898. Teint frais. Toux grasse, rare. Respiration satisfaisante. Appétit bon. Saison à Cauterets.

1899. Respiration meilleure.

1900. 11 ans. Encore maigre ; léger hâle. Lèvre supérieure épaisse : type de scrofuleuse. Tousse encore quelquefois. Travail possible, mais ne peut aller à l'école sans éprouver aussitôt des maux de tête et des troubles gastriques. Appétit ordinairement bon ; digestions faciles.

Encore quelques petits ganglions cervicaux. Cœur un peu rapide

Submatité au sommet droit. Vibrations augmentées au même point.

Respiration soufflante en avant et à droite, diminuée en arrière. Quelques craquements inconstants à droite. Respiration supplémentaire à gauche.

Obs. XLVI. — *R. S...*, *admise à 5 ans, en mai 1894.*

Antécédents héréditaires. — Père, cordonnier, mort phtisique.

Mère, Aveyronnaise, cordonnière, morte phtisique à 33 ans, huit mois avant l'admission.

2 sœurs, dont l'une au moins bacillaire.

Antécédents personnels. — Rougeole l'année avant d'entrer.

État à l'entrée : Blonde, pâle, maigre. Diarrhée, vomissements, fièvre, sueurs nocturnes. Toux continuelle. Ganglions cervicaux. Ventre gros et douloureux. Articulations rachitiques. Impossibilité de la marche et de tout mouvement.

Tuberculose des deux sommets, au début.

L'état général et local est resté stationnaire très longtemps. Elle a cependant pu faire quelques pas, assez rapidement.

1897. 8 ans. Saison à Cauterets. Teint pâle. Ensellure lombaire de la colonne vertébrale. Appétit meilleur.

Diarrhée moins fréquente. 100 pulsations.

Été 1898. Saison à Cauterets. Teint mat. 73 pulsations. Voix un peu enrouée. Appétit assez égal. Quelques douleurs abdominales.

Octobre 1898. Médiocre apparence. Rien à noter à la poitrine. Ventre toujours suspect (tuberculose des ganglions mésentériques). Elle prend de l'huile de foie de morue. L'état général commence à s'améliorer sensiblement.

1899. Encore très anémique. Respiration diminuée à gauche. Scrofulide à l'angle externe du maxillaire inférieur gauche.

1900. L'état général s'est beaucoup amélioré. Elle n'est pas maigre. Elle marche et court comme les autres, supporte bien la fatigue, même au soleil, mais pas la classe. Les ganglions cervicaux ont disparu. Le ventre est moins douloureux, mais a peu diminué de volume. La toux est moins fréquente, mais la fièvre reparaît de temps à autre. Les sueurs persistent. Appétit bon. Digestions ordinairement faciles ; quelques maux d'estomac assez rares. Les vomissements ont cessé. Diarrhées rares. Il y a encore un peu d'essoufflement pour monter les côtes ; quelques maux de tête passagers. Assez nerveuse.

A la palpation, le ventre est un peu gros, rachitique. Il est peu douloureux. On ne sent ni gâteaux, ni ganglions mésentériques. Pas de liquide.

Le chapelet costal existe encore. Les articulations sont grosses, mais la diaphyse des os est droite.

Le corps thyroïde est un peu appréciable à droite.

Submatité au sommet droit, en avant et en arrière. Râles humides dans tout le tiers supérieur du poumon droit. Respiration rude des deux côtés. Cœur normal.

Obs. XLVII. — *J. R..., admise à 9 ans et demi, en février 1899.*

Antécédents héréditaires. — Père vivant, tuberculeux.

Mère morte à Paris de bronchite tuberculeuse double, compliquée d'insuffisance mitrale, huit mois avant l'admission.

11 enfants, dont 7 vivants habitent la même chambre que le père tuberculeux. La mère y est morte.

Antécédents personnels. — Gourme dans l'enfance.

État à l'entrée : Rudesse respiratoire au sommet droit.

Août 1899. État général amélioré. Respiration bonne.

1900. Robuste, hâlée par le soleil. Marche sans fatigue; travaille facilement au soleil et en classe. Appétit excellent, digestions faciles. Urines sédimenteuses. Jamais de toux, ni de rhumes. Pas de goitre, ni de ganglions.

Respiration ample, excellente.

Cœur normal.

Obs. XLVIII. — *J. P..., admise à 9 ans, en février 1898.*

Antécédents héréditaires. — Père né dans l'Ille-et-Vilaine, mort bacillaire à Paris, à l'âge de 33 ans.

Mère, bien portante.

1 sœur au sanatorium. 1 frère bien portant.

Antécédents personnels. — Ganglions cervicaux dans l'enfance. Impétigo du cuir chevelu.

État à l'entrée : Très faible. Blépharite. Rhinite. Marche difficile. Travail impossible. Fièvre fréquente. Intolérance absolue pour le soleil.

Peu de signes pulmonaires. Respiration rude, surtout à droite.

Peu de jours après son entrée, l'appétit a augmenté et s'est maintenu depuis.

Été 1898. Saison à Cauterets. Teint frais. Catarrhe nasal. 73 pulsations. Appétit bon.

Octobre 1898. Diathèse strumeuse évidente. Ganglions cervicaux. Impétigo des narines. Peu de chose à la poitrine.

1899. Disparition totale de la fièvre. Otite ancienne en voie de guérison. Respiration normale. A toussé huit jours, à deux ou trois reprises.

1900. Blonde. Teint mat. Visage plein. Muqueuses bien colorées. État général bon. Blépharites guéries. Catarrhe nasal persistant. Marche facile. Appétit égal. Pas de troubles gastriques. Urines sédimenteuses. Engelures et maux de tête l'hiver. Elle a pris de l'huile de foie de morue. Elle respire la bouche ouverte; les amygdales sont grosses; elle tousse parfois quelques jours (irritation pharyngée).

Le corps thyroïde est un peu appréciable au toucher.

Quelques ganglions cervicaux très petits.

Respiration normale, peut-être un peu plus rude à droite. On entend les bruits pharyngo-laryngiens.

Cœur normal.

Obs. XLIX. — *G. L...*, *admise à 6 ans, en 1896.*

Antécédents héréditaires. — Inconnus.

Antécédents personnels. — Nuls.

État à l'entrée: Amygdales un peu grosses.

1897. Teint mat. Mains fraîches. Catarrhe nasal. Appétit bon. Toux grasse, rare. Respiration bonne. 72 pulsations. Saison à Cauterets.

1898. Retirée par ses parents. Habite Paris.

1900. Bonne santé.

Obs. L. — *A. H..., admise à 8 ans et demi, en mai 1899.*

Antécédents héréditaires. — Père, Parisien, mort bacillaire à 44 ans, 3 mois avant l'admission.

Mère bacillaire.

Deux sœurs, dont l'une hystérique et bacillaire.

Antécédents personnels. — Impétigo de la face dans l'enfance Ganglions cervicaux. Rougeole à 4 ans, suivie de bronchite. Scarlatine à 7 ans. Varus équin opéré un mois après la scarlatine (ténotomie du tendon d'Achille).

État à l'entrée : Maigre. Impétigo. Ganglions cervicaux. Pas de tuberculisation pulmonaire actuelle.

Dès la première semaine, a pu suivre les exercices communs.

Au bout de trois mois, elle commence à engraisser.

Les forces augmentent.

Août 1899. État général rétabli.

Mai 1900. Teint mat, apparence encore chétive. La jambe droite, dont les muscles étaient atrophiés, a presque repris son volume normal. Il n'y a plus trace de varus équin.

Elle ne s'enrhume pas facilement, ne tousse pas, ne craint pas le soleil. Appétit égal, meilleur qu'à l'entrée. A eu deux fois mal à la tête depuis un an. Respiration un peu obscure à droite. Cœur normal. Pas de ganglions. Corps thyroïde à peine appréciable.

Obs. LI. — *J. L..., admise à 8 ans, en juillet 1898.*

Antécédents héréditaires. — Père mort à 27 ans, bacillaire.

Mère bien portante.

2 frères morts en bas âge.

Antécédents personnels. — Impétigo du cuir chevelu. Ganglions cervicaux. Rhumes fréquents.

État à l'entrée : Ganglions cervicaux peu développés. Respiration rude au sommet droit, en arrière. Apparence satisfaisante. Bègue.

Au bout de quinze jours, elle pouvait marcher, courir, travailler comme les autres.

Pendant l'hiver 1898-1899, elle a pris du sirop d'iodure de fer.

Août 1899. Respiration meilleure.

En novembre 1899, fièvre typhoïde. Le 13, début brusque par un violent mal de tête. État très grave. Température, 41°. Elle a été dans l'adynamie pendant cinq jours. Au bout de vingt-six jours, elle est entrée en convalescence ; celle-ci a duré quatre mois. Suppurations sous-cutanées. Elle n'a presque pas toussé. Amai‑grissement considérable.

28 janvier 1900. Première sortie. Elle n'a pris que du lait pendant sa maladie.

Mars 1900. Commence à engraisser.

Avril 1900. Revenue à son état primitif.

Mai 1900. Teint brun. État de santé générale satisfaisant. Appétit égal ; digestions faciles. Quelques maux de tête rares. Un peu nerveuse. Submatité au sommet droit en avant. Augmentation des vibrations thoraciques au même point et expiration un peu souf‑flante et prolongée. A gauche, respiration un peu rude. Cœur normal. Pas de goitre. Pas de ganglions.

Obs. LII. — *M. Pr...*, *admise à 4 ans, en avril 1896.*

Antécédents héréditaires. — Père mort bacillaire à 34 ans, 3 mois avant l'admission.

Mère morte phtisique à 35 ans, 8 mois avant l'admission.

2 frères assez bien portants.

Antécédents personnels. — Gourme. Ganglions cervicaux.

État à l'entrée : Très chétive, marchant à peine. Ganglions. Signes nets de tuberculose au début, sommet droit en arrière.

1898. Saison à Cauterets. Teint mat ; plutôt maigre. Rhumes fréquents, toux catarrhale. Respiration meilleure. Appétit bon.

Amélioration de l'état général, engraissement, marche facile.

1899. Santé normale.

1900. État général parfait. Traces de scrofulides cutanées au visage. Tousse encore quelques jours l'hiver. Appétit égal. Digestions faciles. Un peu nerveuse. Pas de goitre.

Quelques craquements au sommet droit, en arrière. Respiration rude en avant. Quelques râles humides à gauche. Cœur normal.

Obs. LIII. — *M. Pe...*, *admise à 6 ans en février 1898*.

Antécédents héréditaires (Voir obs. XLVIII). — Père mort phtisique un an avant l'admission.

Antécédents personnels. — Impétigo et ganglions cervicaux.

État à l'entrée : Très faible et très maigre. Marche impossible. Intolérance pour le soleil. Début de tuberculose pulmonaire au sommet droit.

Pendant les premiers jours, appétit exagéré, puis régulier.

Été 1898. Saison à Cauterets. Teint frais. 78 pulsations. Appétit assez égal.

Octobre 1898. Aspect lymphatique et strumeux. Conjonctivite phlycténulaire. Tuberculose stationnaire.

1899. Otite gauche en voie de guérison. Éruption scrofuleuse ulcérée de la région malléolaire externe droite, guérie.

1900. Engraissée. Teint hâlé. Muqueuses bien colorées. Lèvre supérieure encore épaisse. Appétit régulier. Digestions bonnes. Marche facile. La classe la fatigue. Assez nerveuse. Elle grandit beaucoup. Respire la bouche ouverte ; végétations adénoïdes suspectes. Engelures et ganglions l'hiver. Pas de tendance particulière à s'enrhumer. Jamais de goitre. Respiration normale. Bruits laryngiens. Cœur un peu rapide.

Obs. LIV. — *B. R...*, *admise à 7 ans, en février 1899*.

Antécédents héréditaires (Voir obs. XLVII). — Mère morte phtisique 8 mois avant l'admission.

Antécédents personnels. — Impétigo. Ganglions, surtout l'hiver. Otites externes. Coryzas.

État à l'entrée : Chétive, délicate ; urine au lit ; impétigo des oreilles et des narines. Catarrhe nasal.

Râles sibilants dans les bronches gauches.

Mai 1899. Amélioration de l'état général.

Août 1899. Respiration normale. Otite externe droite améliorée.

1900. Teint coloré, hâlé par le soleil. Fonctions normales ; mais la classe la fatigue. Otite externe double, persistante, surtout à droite. Engelures l'hiver. Elle n'a pas toussé plus de deux ou trois jours.

Respiration normale. Ni goitre, ni ganglions.

Obs. LV. — *C. F..., admise à 7 ans, en février 1899.*

Antécédents héréditaires. — Mère morte phtisique.

Père bronchitique avec hémoptysies.

1 frère assez bien portant.

1 sœur au sanatorium.

Antécédents personnels. — Ganglions cervicaux.

État à l'entrée : Très chétive, blonde, pâle et maigre. Traits du lymphatisme. Ganglions. Peu de signes d'altération pulmonaire.

Août 1899. Santé améliorée. Un peu pâle encore.

1900. Elle a un peu engraissé, mange bien. Elle est plus forte ; marche facile. Ne va pas à l'école. S'enrhume encore facilement. Jamais de goitre. Ganglions disparus. Quelques sibilances au poumon droit, en arrière. Cœur normal.

Obs. LVI. — *J.-F..., admise à 5 ans, en février 1899.*

Antécédents héréditaires. — (Voir obs. LV.)

Antécédents personnels. — Engelures et rhumes chaque hiver.

État à l'entrée : Faible, chétive, lymphatique. Pas de ganglions ; peu de signes pulmonaires. Au bout d'un mois, les fonctions s'améliorent, l'appétit revient ; elle se fortifie à vue d'œil.

Août 1899. Santé très bonne.

1900. Bonne coloration des téguments ; a engraissé. Pas nerveuse ; jamais de fièvre ; ne s'enrhume pas facilement. Pas de ganglions. Respiration normale.

Obs. LVII. — *M. C..., admise à 5 ans en mai 1899.*

Antécédents héréditaires. — Père forgeron, mort bacillaire à Paris, âgé de 29 ans, deux ans avant l'admission.

Mère morte phtisique, un mois avant l'admission, contagionnée par le père.

Antécédents personnels. — Nourrie au sein par sa mère. Vomissements pendant la première enfance. Dentition difficile. Peu de temps avant son admission, elle a perdu la vue de l'œil droit ; taie centrale de la cornée. Elle couchait au pied du lit de ses parents tuberculeux.

État à l'entrée : Brune, maigre, longs cils, système pileux développé, gonflement strumeux de la lèvre supérieure et de la base du nez. Chapelet ganglionnaire des parties latérales du cou.

Ulcération de la cornée de l'œil droit. Conjonctivite phlycténulaire à l'œil gauche. Teigne.

Au bout d'un mois, elle a commencé à avoir de l'appétit. L'ulcération de la cornée fait place à une taie centrale et la conjonctivite de l'œil gauche disparaît.

Hiver 1899-1900. Toux pendant quelques jours. Engelures aux mains. Fièvre pendant trois jours, après être restée au soleil sans chapeau. Jamais de fièvre habituellement.

Mai 1900. Facies héréditaire type, mais teint coloré. Pas d'amaigrissement. De l'œil gauche resté sain, elle apprécie bien les distances, après un instant de réflexion. Appétit et forces augmentés. Marche facile. Fonctions normales. Le favus a presque disparu.

Submatité aux deux sommets. Vibrations thoraciques augmentées à droite. Diminution du murmure vésiculaire au même point.

CONCLUSIONS

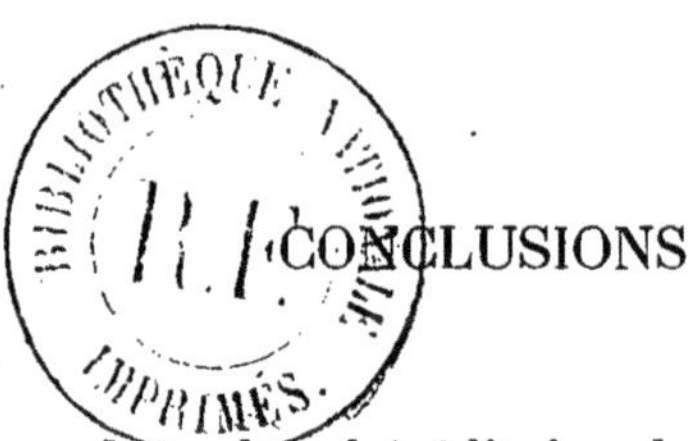

I. — La tuberculose héréditaire observée au sanatorium d'Argelès, affecte souvent la forme scrofuleuse qui peut être identifiée à la tuberculose larvée du pharynx, des amygdales et des ganglions cervicaux.

II. — Cette phtisie scrofuleuse est curable, même à la phase pulmonaire, à condition qu'il n'y ait pas généralisation.

III. — Le traitement consiste dans une hygiène climatérique, alimentaire et surtout dans un travail agricole facile qui développe la résistance de l'organisme. Les eaux sulfureuses sont un adjuvant précieux dans les cas les plus torpides.

IV. — Ces guérisons, obtenues au moyen de dépenses peu élevées, sont solides et durables.

BIBLIOGRAPHIE

Arago (Fr.). — *Œuvres complètes*, t. XIII, mélanges scientifiques.

Arloing. — *Leçons sur la tuberculose et certaines septicémies.* Paris, 1892.

Armaingaud. — *Rapport présenté au Congrès international d'hygiène de Genève sur les sanatoria maritimes pour les enfants lymphatiques, scrofuleux et rachitiques.* Bordeaux, 1883, et *Union médicale*, 21 décembre 1882, p. 1024.

Arnould (J.). — France (Climatologie). In *Dictionnaire encyclopédique des sciences médicales*

Arthaud (G.). — Etude sur la fréquence relative des divers modes de contagion de la tuberculose. *Annales de la policlinique de Paris.* 1892.

Arthaud (G.). — Traitement de la tuberculose. *Annales de la policlinique de Paris*, 1891.

Aviragnet (E. C.). — *De la tuberculose chez les enfants.* Paris, 1892.

— Art. Scrofule in *Traité des maladies de l'enfance* de MM. Grancher, Comby et Marfan, 1897, t. I, p. 811.

Badaloni (G.). — *Igiene della tuberculosi.* Roma, 1886.

Baivy (Z.). — *La tuberculose, sa nature, sa curabilité, son traitement et sa prophylaxie.* Louvain, 1890.

Barth (H.). — *Thérapeutique de la tuberculose.* Paris, 1896.

Beaulavon (P.). — *Contribution à l'étude du traitement de la tuberculose pulmonaire dans les sanatoria.* Thèse de Paris, 1896.

Becquerel. — *Traité élémentaire d'hygiène*, 2ᵉ édition.

Behnke (R.). — *Die Verbreitung der Lungentuberkulose (Lungenphtise) durch contagion.* Königsberg, 1884.

Bennet (J. H.). — *Recherches sur le traitement de la phtisie pulmonaire par l'hygiène, les climats et la médecine, dans ses rapports avec les doctrines modernes*, 1874.

Bergeron. — *Traitement et prophylaxie de la scrofule*, t. XXIX, 1868.

Bessac (J.). — *Note sur la contagion de la tuberculose et le traitement de la phtisie.* Paris, 1884.

Blache (R.). — Les enfants tuberculeux. *Revue britannique*, janvier 1890.

Bonnet de Malherbe. — *Du choix d'un climat d'hiver dans le traitement* des affections chroniques de la poitrine et spécialement de la phtisie pulmonaire, 1860.

Bordier (A.). — *La géographie médicale.* Paris, 1884.

Bourdette (J.). — *Annales des sept vallées du Labéda.* Argelès, 1897.

Bouyer. — *Considérations nouvelles sur le traitement de la phtisie pulmonaire et sa curabilité,* 1875.

Brouardel et Landouzy. — Le Congrès de Berlin pour la lutte contre la tuberculose. *Annales d'hygiène publique et de médecine légale,* août 1899.

Broussais. — *Cours de pathologie et de thérapeutique générale,* 2ᵉ édition, Paris, 1834.

Brunon (R.). — *Traitement de la tuberculose par le régime des sanatoria.* Rouen, 1893.

Callias (Hippocrate). — *De l'importance de l'hygiène dans la tuberculose.* Paris, 1888.

Calmettes. — Note sur l'évolution et la thérapeutique de la tuberculose pulmonaire dans un milieu salubre. *Premier Congrès de la tuberculose,* 1889.

Cazin (H.). — *De l'influence des bains de mer sur la scrofule des enfants.* Paris, 1885.

Cohnheim. — *Die Tuberkulose vom Standpunckte der Infectionslehre,* 2ᵉ édit., 1881.

Damaschino. — *Étiologie de la phtisie pulmonaire.* Th. d'agrégation, Paris.

— *Leçons sur la tuberculose,* recueillies par MM. Tnérèse et Delporte. Paris, Steinheil, 1891.

Daremberg (G.). — Du traitement hygiénique de la tuberculose et spécialement de la cure à l'air et au repos. Paris, *Bulletin général de thérapeutique,* 30 juin 1890.

— *L'hygiène du tuberculeux.* Collection du professeur Proust.

— *Traitement de la phtisie pulmonaire.* Paris, 1892.

Duhourcau. — Les sanatoria français destinés aux pauvres. *Bulletin de la Société médicale de Saint-Luc-Saint-Côme-Saint-Damien,* n° de mars 1900.

Dujardin-Beaumetz. — *Leçons de clinique thérapeutique.* Paris, 1882.

— *Conférences de thérapeutique de l'hôpital Cochin,* 1886-87-88.

Espina y Capo. — *Qualités spéciales qui peuvent être attribuées aux stations d'altitude; applications qui peuvent être faites au point de vue médical.* Biarritz, 1886.

Ferrand. — *Leçons cliniques sur la phtisie pulmonaire.* Paris, 1880.

— Traitement et prophylaxie de la phtisie pulmonaire. Le sanatorium d'Argelès. Note lue à l'*Académie de médecine,* séance du 15 novembre 1885.

Fleurot (Em.). — *La tuberculose, pathogénie et traitement.* Paris, 1886.

Fonssagrives. — *Thérapeutique de la phtisie pulmonaire basée sur les indications, ou l'art de prolonger la vie des phtisiques par les ressources combinées de l'hygiène et de la matière médicale,* 1865.

Fourcault (A.). — *Causes générales des maladies chroniques, spécialement de la phtisie pulmonaire, et moyens de prévenir le développement de ces affections,* 1844.

— *Hygiène des personnes prédisposéesaux maladies chroniques et spécialement à la phtisie pulmonaire,* 1844.

Fournier (Edmond). — *Stigmates dystrophiques de l'hérédo-syphilis.* Paris, Rueff, 1898.

Gandil. — *Alger et la tuberculose pulmonaire.* Paris, 1890.

Gandy. — *Les deux midi français. Essai de climatologie médicale sur les stations hivernales de la France.* Paris, 1897.

Gavarret. — « Atmosphère », in *Dic. encycl. des sc. méd.*

Gilbert. — *Comment on devient phtisique.* Genève, 1896.

Gorgon (J.). — *Les traitements de la tuberculose d'après l'état actuel de la science.* Premier fascicule : *Climatothérapie, voyages en mer, bains de mer, eaux minérales, sanatoria ; aperçu de la phtisiologie humaine et comparée.* Paris, 1891.

Grancher (J.). — *De l'unité de la phtisie,* 1873.

— *Maladies de l'appareil respiratoire. Tuberculose et auscultation.* Rec. par L. Faisans. Paris, 1890.

— Traitement de la tuberculose. *Bulletin médical,* 1895-96.

Grancher (J.) et **Hutinel.** — « Phtisie » in *Dictionnaire enc. des sc. méd.*

Grancher (J.), **Comby** (J.), **Marfan** (A. B.). — *Traité des maladies de l'enfance.* Paris, 1897.

Guelpa. — *Les sanatoria dans la cure de la tuberculose.* Paris, 1899.

Guéneau de Mussy. — *Clinique médicale.* Paris, 1875.

Hanot. — Phtisie pulmonaire. *D. de méd. et de chir. prat.*

Hayem. — *Leçons de thérapeutique. Les agents physiques et naturels.* Paris, 1894.

Heckel (J.). — *Statistiche Klimatologische Studien über Tuberkulose.* München, 1886.

Hérard, Cornil et **Hanot.** — *La phtisie pulmonaire.* Paris, 1888.

Hers. — *De Geschiedems van de specificiteit der Tuberkulose.* Leiden, 1884.

Hime. — *Prophylaxie de la tuberculose.* Paris, 1890.

Jaccoud. — *Curabilité et traitement de la phtisie pulmonaire.* Paris, 1881.

Jacubasch (H.). — *Lungenschwindsucht und Höhen Klima.* Stuttgart, 1887.

Jourdanet. — *Influence de la pression de l'air sur la vie de l'homme,* 2º édition, Paris.

Kelsch. — Quelques réflexions sur la pathogénie des affections tuberculeuses. Mém. lu à l'*Académie de médecine,* le 7 février 1893.

Knopf (**S. A.**). — Les sanatoria des phtisiques sont-ils un danger pour le voisinage ? *Revue de la tuberculose*, vol. III, 1895.

— La phtisiothérapie et les sanatoria. *Presse médicale*, 14 oct. 1893.

— *Les sanatoria. Traitement et prophylaxie de la phtisie pulmonaire.* Paris 1900.

Kroczak (**F.**). — *Die Heilung der Tuberculose.* Brünn, 1882.

Küss. — *De l'hérédité parasitaire de la tuberculose humaine.* Thèse de Paris, 1898.

Laënnec. — *Traité de l'auscultation médiate des maladies du poumon et du cœur.* Paris, 1826.

Lalesque (**F.**). — *Cure marine de la phtisie pulmonaire.* Paris, 1897.

Lardier. — Essai de climatothérapie locale (Vosges). Les stations sanitaires des montagnes. *Congrès internat. d'hydrol. et de climatol.* Paris, 1889.

Lauth (**G.**). — *Traitement de la tuberculose par l'altitude.* Paris, 1896.

Layet. — Hygiène rurale, in *Dict. encycl. d. sc. méd.*

Lindsay. — *Traitement climatérique de la phtisie pulmonaire.* Trad. p. F. LALESQUE. Paris, 1891.

Lombard. *Traité de climatologie médicale*, 1880.

Marfan (**A.-B.**). — Maladies des bronches, du poumon, du médiasin. In *Traité de médecine* de CHARCOT, BOUCHARD, IV. Paris, Masson.

Morand (**L.**). — Revue des dernières acquisitions du traitement curatif de la tuberculose pulmonaire. *Gaz. méd. de l'Algérie*, 1892.

Mosny. — Tuberculose et hérédité. *Revue de la tuberculose*, 1898-99. *Congrès de la tuberculose.*

Mouisset (**F.**). — Traitement du tuberculeux par l'aération permanente à l'asile Sainte-Eugénie. *Lyon médical*, 1893, n° 40.

Navarre (**P.-J.**). — *Hygiène et tuberculose pulmonaire.* Lyon, 1891.

Niepce. — *De la contagion et de la transmissibilité de la tuberculose.* Grenoble, 1886.

Ollivier (**Aug.**). — Note sur la contagiosité de la tuberculose pulmonaire chez les enfants. *Union méd.*, 3ᵉ série, 1885.

— *Études d'hygiène publique*, 1ʳᵉ série. Paris, Steinheil, 1886.

Onimus. — Du traitement de la tuberculose pulmonaire. Des sanatoriums. Des avantages des climats tempérés. *Gaz. médic. de Paris*, 1888.

Perrier (**E.**). — *Des stations médicales dans les maladies des enfants.* Paris, 1896.

Peter. — *Leçons de clinique médicale.* Paris, 1879-82.

— L'hygiène des tuberculeux. *Bulletin de thérapeutique*, 1887.

Petit (**L.H.**). — *Congrès pour l'étude de la tuberculose chez l'homme et chez les animaux.* Paris, 1889-92-94.

Petit (L.-H.). — Chronique sur le troisième Congrès pour l'étude de la tuberculose. *Revue de la tuberculose*, 1893.

Petit (Léon). — *Le phtisique et son traitement hygiénique*. Paris, 1895.

Poirel. — Planisphère. Vents, courants, végétation. In *Atlas* de Schrader, 1896.

Predöhl (Aug.). — *Die Geschichte der Tuberculose*. Hamburg, 1888.

Pujade (P.). — *La cure pratique de la tuberculose*, Paris, 1901.

Ransome (Arthur). — Remarques sur le repos et l'exercice dans le traitement de la phtisie par l'air libre. *British medical Journal*, 22 juillet 1899.

Raulin (V.). — France (géographie), in *Dict. encycl. sc. médic.*

Reclus (E.). — *Les Phénomènes terrestres*. Paris, 1892.

— *Nouvelle Géographie universelle*, t. II, La France.

Reclus (O.). — *France, Algérie et Colonies*. Paris, 1886.

Renaut (J.). — Traitement des bronchites chroniques. *Traité de thérapeutique appliquée*, de A. Robin. Paris, 1896.

Ritter (H.). — *Zur Contagiosität der Tuberkulose des Menschen*. Munchen, 1881.

Rohlff (E.). — *Beitrag zur Frage von der Erblichkeit der tuberculose*. Kiel, 1885.

Sabourin (A.). — *Traitement rationnel de la phtisie*. Paris, 1896.

Salles (E.). — *La Prophylaxie des tuberculoses héréditaires*. Bordeaux, 1891.

Salzwedel (R.). — *Ueber Vorkehrungen gegen die Verbreitung der Lungenschwinsucht und der tuberkulösen Krankheiten*. Berlin, 1886. [Sur les mesures à prendre contre l'extension de la phtisie pulmonaire et des maladies tuberculeuses.]

Schnepp (B.). — *La Phtisie est une maladie ubiquitaire, mais elle devient rare à certaines altitudes, comme aux Eaux-Bonnes*, 1865.

Sée (G.). — *La Phtisie bacillaire des poumons*. Paris, 1884.

Sénac-Lagrange. — *Quelques aperçus sur la tuberculose considérée comme graine et comme terrain*. Paris, 1900.

Sersiron (G.). — *Les Phtisiques adultes et pauvres en France, en Suisse et en Allemagne*. Thèse de Paris, 1898.

Sicard (H.). — *De l'influence climatérique sur la tuberculisation pulmonaire*, 1861.

Sommerville (David). — La possibilité du traitement à l'air, avec succès, de la tuberculose à Londres; cas démonstratifs. *The Lancet*, 8 juillet 1899.

Strauss (J.). — *La tuberculose et son bacille*. Paris, 1895.

Székely (A.V.) — *Die Behandlung der tuberkulœsen lungenschwindsucht*. Berlin, 1894.

Thermes (G.). — *Argelès-Gazost (Hautes-Pyrénées), près de Lourdes. Traitement de la tuberculose pulmonaire, lymphe de Koch, hydrothérapie, eaux minérales, eaux de Gazost, climat d'Argelès.* Clermont (Oise), 1891.

Troisier et Bergé. — Traitement de la phtisie pulmonaire. In *Traité de thérap. appliq.*, de A. Robin. Paris, 1896.

Vallet (A.) — *Le Sanatorium de Saint-Pol sur-Mer* (Nord).

Vidal (E.), d'Hyères. — *La lutte contre la tuberculose pulmonaire au point de vue sociologique, et le sanatorium Alice-Fagniez à Hyères (Var).* Paris, 1900.

Villemin. — *Études sur la tuberculose.* 7e étude.

Weber (H.). — *Climatothérapie.* Trad. de Doyon et Spillmann. Paris, 1886.

Weber (H.). — *Les climats et les stations climatiques.* Trad. française par P. Rodet. Paris, 1892.

Wolff (F.) et Chr. Sangmann. — *Ueber dauernde Heilung der Lungen-Tuberkulose.* Wiesbaden, 1891.

Bulletin de la Ligue contre la tuberculose.

Bulletin mensuel de l'Œuvre des enfants tuberculeux.

Comptes rendus annuels de l'Œuvre de Villepinte.

VIe Compte rendu annuel de l'Association sanatoire Alland. Association pour la création et l'institution d'une station climatérique pour tuberculeux. Année 1897. Vienne, 1898.

Corresp. Blatt. für Schweiz. Aerzte, 15 janvier 1898.

Gazette hebdomadaire de médecine et de chirurgie, 18 mai 1899, 25 mai 1899, 4 juin 1899, 25 juin 1899, 9 juillet 1899.

Journal de médecine de Bordeaux, 5 juin 1898.

Lectures pour tous, 1er juin 1900.

Œuvre antituberculeuse. Années 1900-1901.

Presse médicale. Nos de mai-juin 1899 (Romme) ; 27 janvier 1900 (Letulle) ; 3 février 1900 (Sersiron) ; 4-18 avril 1900 (Romme) ; 2 mai 1900 (De Giovanni).

Revue de la tuberculose.

Revue des Revues. 1er mars 1900 (Romme).

Revue d'hygiène, 1899 et 1900.

Revue générale des sciences, 15 et 30 août 1899 (Romme).

Semaine médicale, 4 mai-1er juin 1898.

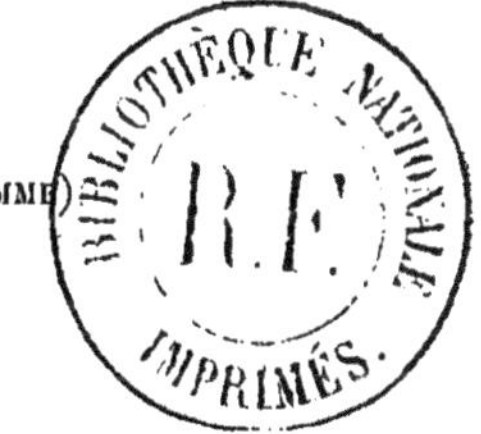

TABLE DES CHAPITRES

IMPRIMERIE A.-G. LEMALE, HAVRE

www.ingramcontent.com/pod-product-compliance
Ingram Content Group UK Ltd.
Pitfield, Milton Keynes, MK11 3LW, UK
UKHW020204130726
13696UKWH00002B/711